Ariane Willikonsky

DER STIMMZAUBERER

Ein Konzept zur **Förderung** der **kindlichen** Stimme.

FON FACHVERLAG

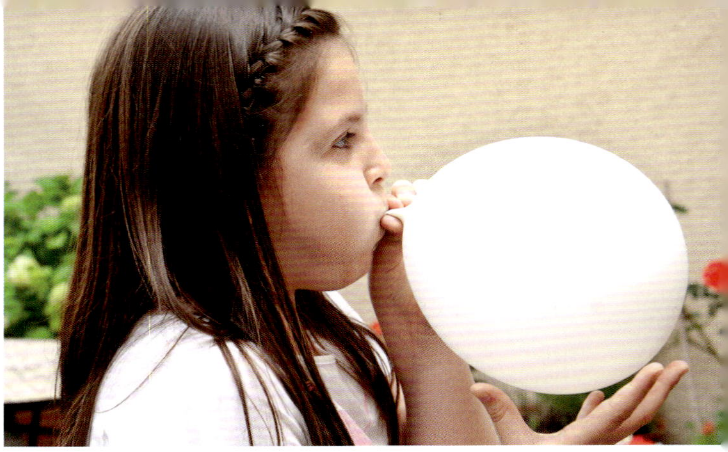

Inhalt

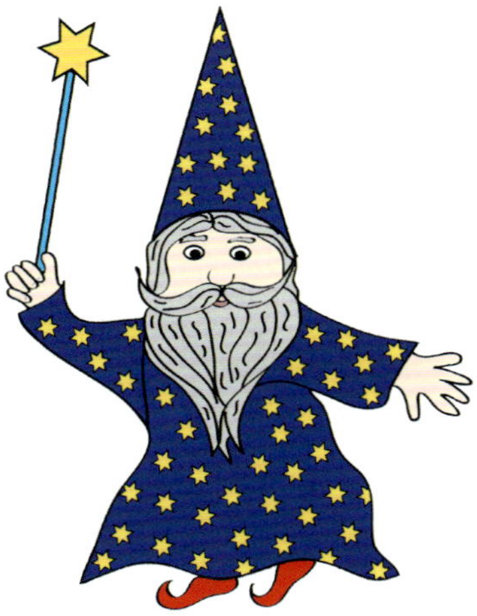

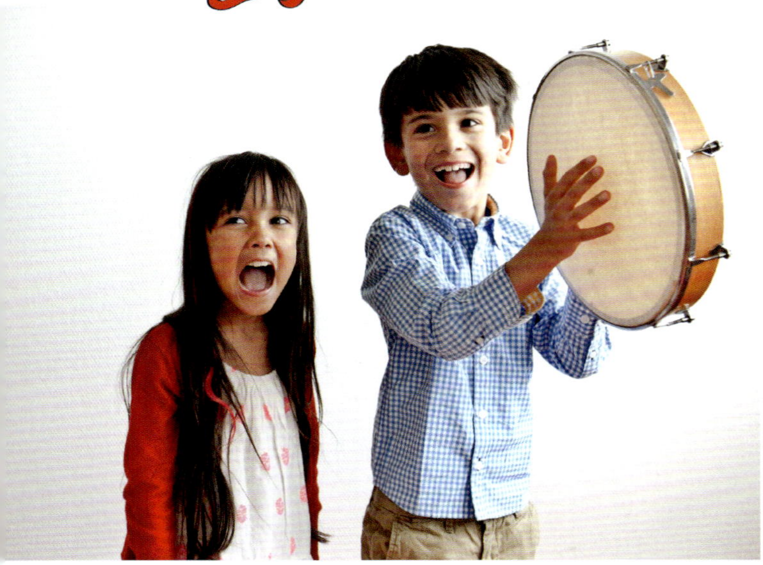

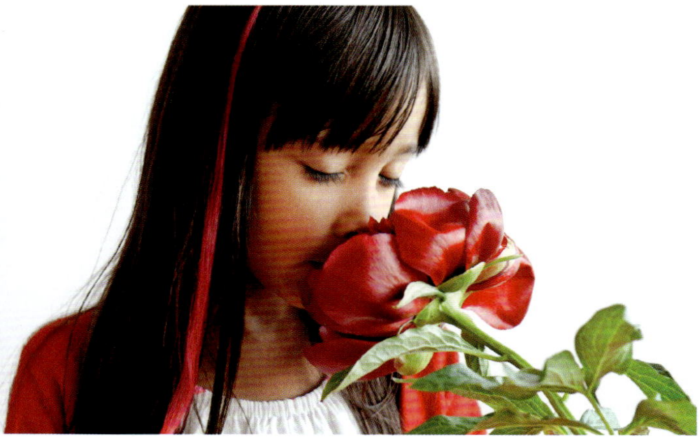

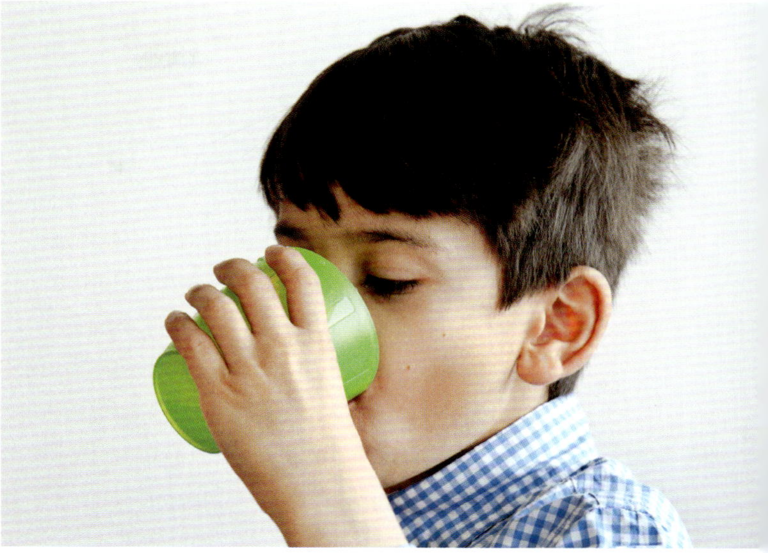

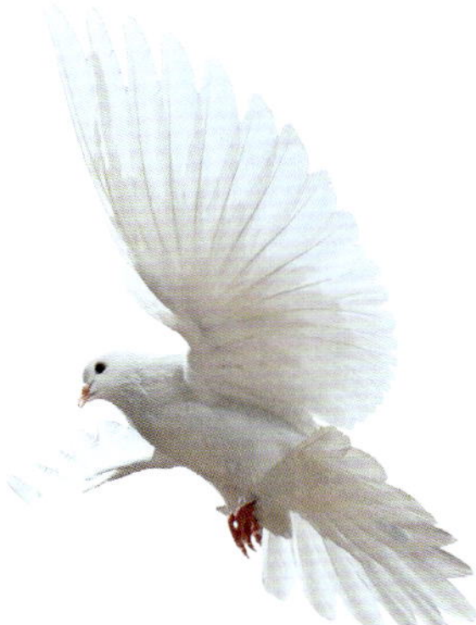

Liebe Stimmübungsleiterin, lieber Stimmübungsleiter,

Wir bringen unseren Kindern bei, wie sie sich die Hände waschen, die Haare bürsten oder die Zähne putzen. Wie man die Stimme pflegt, spielt bei der Kindererziehung leider bislang nahezu keine Rolle. Dabei ist die Stimme ein wichtiger Teil von uns, der in hohem Maße Einfluss auf unsere Wirkung und unsere Kommunikation ausübt und damit den Lebensweg unserer Kinder entscheidend mitbestimmt.
Kinder haben große Freude daran, mit ihren Stimmen zu experimentieren. Lange bevor ein Kind bestimmte Laute von sich gibt oder erste Wörter spricht und schließlich sogar ganze Sätze bildet, quietscht und gurrt, schreit und lallt es mit Begeisterung und großem Einsatz.
Kinder lernen durch positive Verstärkung. Sie wiederholen in der Regel genau das, was bei den Bezugspersonen Begeisterung hervorruft oder von diesen imitiert wird. Leider fällt bei den meisten Eltern die Begeisterung weit größer aus, wenn das Kind Laute von sich gibt, z.B. etwas Ähnliches wie „mama“ oder „papa“ sagt, als wenn das Kind quietscht oder laut tönt. Dabei spielt die Stimme eine bedeutende Rolle für die kindliche Entwicklung. Sie spiegelt Emotionen und damit „Stimmungen“ wider, zeigt charakterliche, kulturelle oder psychische Besonderheiten des Kindes auf und beeinflusst Beziehungen. So werden Kinder mit spitzen, lauten und schrillen Stimmen häufig als besonders nervig empfunden, während ein süßes Kinderstimmchen die Herzen der Erwachsenen zum Schmelzen bringt.
Stimmübungen machen Spaß und wirken sich positiv auf die Stimmung aus. Kinder, die regelmäßig Stimmübungen machen, können die Stimme besser kontrollieren. Sie bekommen ein Gefühl für Lautstärke und Melodie, entwickeln ein besseres Körpergefühl, Selbstbewusstsein und werden seltener heiser. Zudem unterstützen Stimmübungen die Sprachentwicklung und Musikalität. Die Übungen eignen sich zum Einsatz in der Stimmtherapie, im Kindergarten, der musikalischen Früherziehung oder zur Unterstützung des Musikunterrichts in der Grundschule, können aber auch in der Familie ohne pädagogische Unterstützung durchgeführt werden.
Dies ist ein praktisches Übungsheft für Kinder, weshalb ich auf Fachtermini verzichtet habe. Die wichtigsten Hinweise für Eltern, Pädagogen und Therapeuten finden sich aber in Kurzform jeweils unterhalb der Übung bei der Zielangabe.
Bei Fragen und Anliegen können Sie sich jederzeit auch persönlich an mich wenden.
Ich wünsche allen Kindern viel Freude beim Spielen und Ihnen, einen großen Lehrerfolg. Das vorliegende Arbeitsmaterial möge Sie in ihrer Arbeit unterstützen.

Herzliche Grüße
Ariane Willikonsky

Informationen zur Kinderstimme

Die kindliche Stimmmuskulatur unterscheidet sich in ihrer Anatomie und Funktion kaum von der Stimme eines Erwachsenen. Eine gute Körperhaltung und -spannung, eine aktive Atemmuskulatur, eine gute Stimmlippenschwingung und eine deutliche Artikulation tragen, wie bei Erwachsenen auch, zu einem idealen Stimmklang bei. Da Kinder jedoch ständig wachsen und der Stimmklang auch von der Größe und den Größenverhältnissen der an der Stimmgebung beteiligten Muskeln und Resonanzräume abhängig ist, verändert sich der Stimmklang stetig. Die Stimmübungen müssen daher immer wieder neu an die aktuellen Gegebenheiten angepasst werden.

Aufbau der Übungen

Die Spiele und Übungen sind chronologisch aufgebaut. Begonnen wird mit der Hörwahrnehmung, dann erfolgt die Vorbereitung der eigentlichen Stimmübungen über Körper-, Atem- und mundmotorische Übungen. Im Anschluss daran finden Sie Übungen zur direkten Stimmbildung und Artikulation. Hier wird zunächst mit lockerem Summen begonnen und über Variationsübungen und Tonschwünge an der Resonanz, Modulation, Tragfähigkeit sowie Lautformung gearbeitet. Letztlich erfolgt dann durch Sprechübungen und Lieder der Transfer in den Alltag.

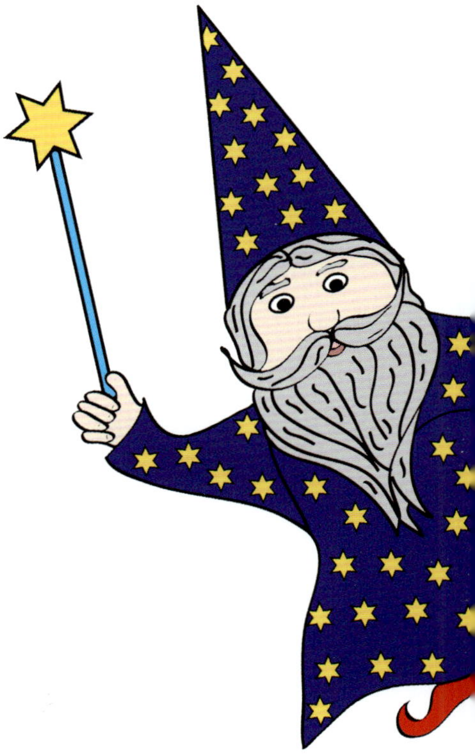

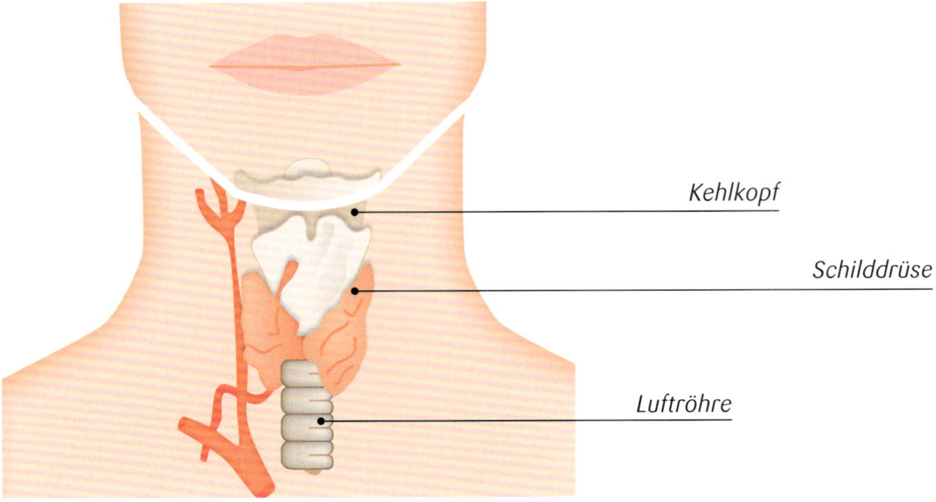

Stimmfunktion

So funktioniert deine Stimme

Vielleicht denkst du: „Die Stimme klingen zu lassen ist doch ganz einfach. Mund auf und los geht's." Tatsächlich muss dein Körper aber sehr viel leisten, damit deine Stimme so klingt, wie sie klingt. In deinem Hals sitzt der Kehlkopf. Du kannst ihn spüren, wenn du mit der Hand deinen vorderen Hals ertastest. Wenn du deine Hand dort lässt und nun schluckst, merkst du, dass sich dabei etwas Knorpeliges rauf und runter bewegt. Das ist dein Kehlkopf.

Im Kehlkopf liegen deine Stimmlippen. Sie sehen aus wie ein Mund, der nach oben guckt. Wenn du einatmest, gehen die Stimmlippen wie ein V auf und lassen die Luft in deinen Bauch/Brustkorb hinein. Wenn du nun ein langes "aaaaa" sagst und die Hand dabei vor deinen Mund hältst, spürst du, wie die Luft, die du eingeatmet hast, wieder aus deinem Mund herausströmt. Die Ausatemluft bringt deine Stimmlippen zum Schwingen - sie gehen schnell auf und zu - und ein Ton entsteht. Diesen Ton kannst du verändern, indem du z.B. den Kopf hängen lässt oder beim Tönen ganz fest die Fäuste ballst.

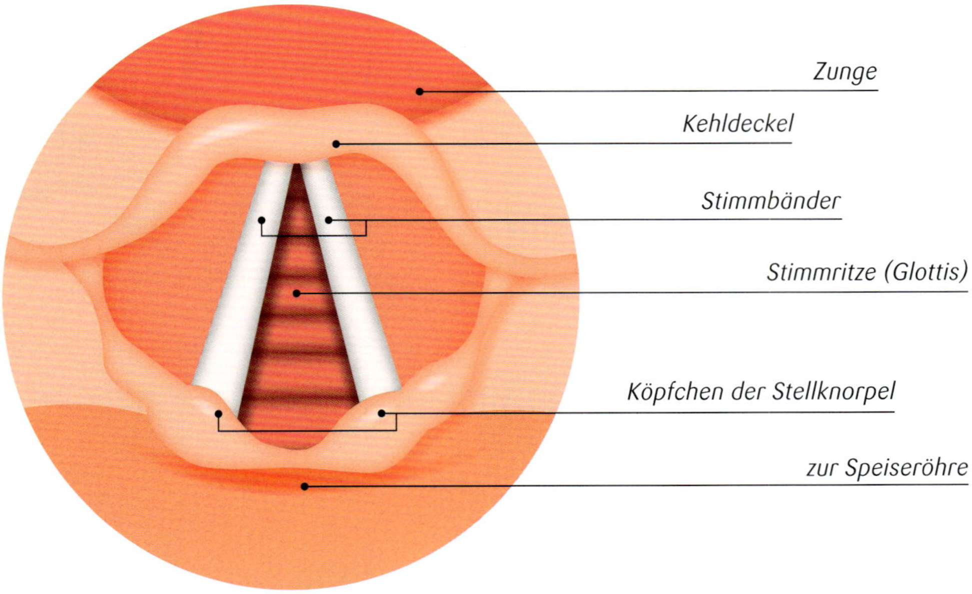

Der Ton klingt auch anders, wenn du deinen Mund weiter öffnest oder deine Lippen zu einem Fischmund/einem O/einer Rundung formst. Auch wenn du deine Zunge nach oben oder hinten bewegst, verändert sich der Klang deiner Stimme.
Rufe nun ganz laut: „Hey“! Damit du so laut rufen kannst, braucht die Ausatemluft viel Schwung. Die Kraft bekommt sie durch einen Muskel, der Zwerchfell heißt. Er liegt quer in deinem Körper zwischen Brust- und Bauchraum. Du kannst ihn dir wie ein großes, elastisches Trapez vorstellen, das im Zirkus aufgespannt ist. Lege deine Hände auf den Bauch und lache laut: „ha - ha - ha - ha“. Hast du gespürt, wie bei jedem „ha“ dein Bauch kurz nach innen federt und wackelt? Das passiert, weil dein Zwerchfell die Luft mit Schwung nach oben befördert.

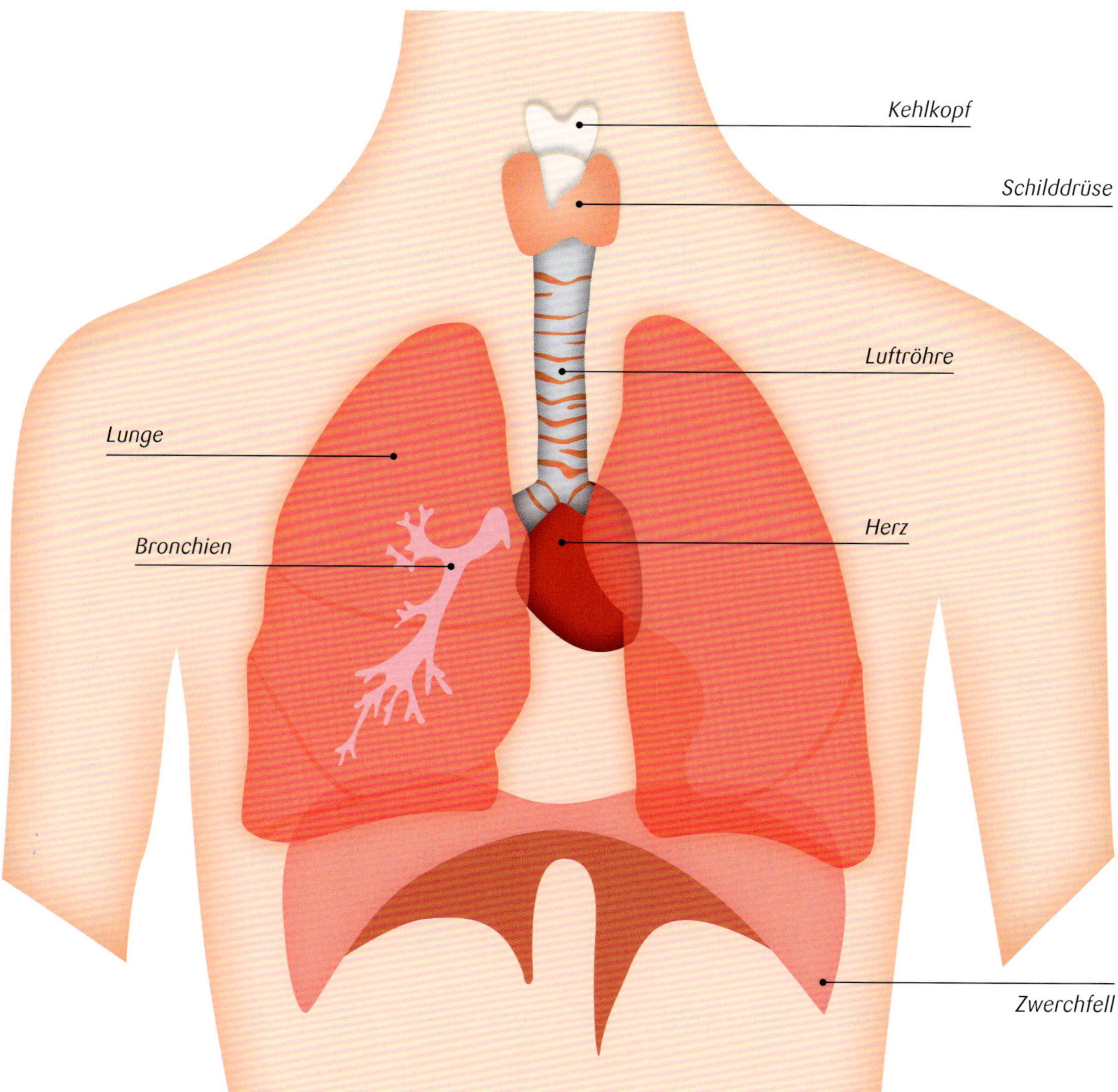

Stimmgeschichte

ÜBUNGSANLEITUNG: Ich lese dir nun eine kleine Geschichte vor. Es geht in diesem Märchen um eine besonders schöne Stimme.

Die zauberhafte Stimme der kleinen Meerjungfrau

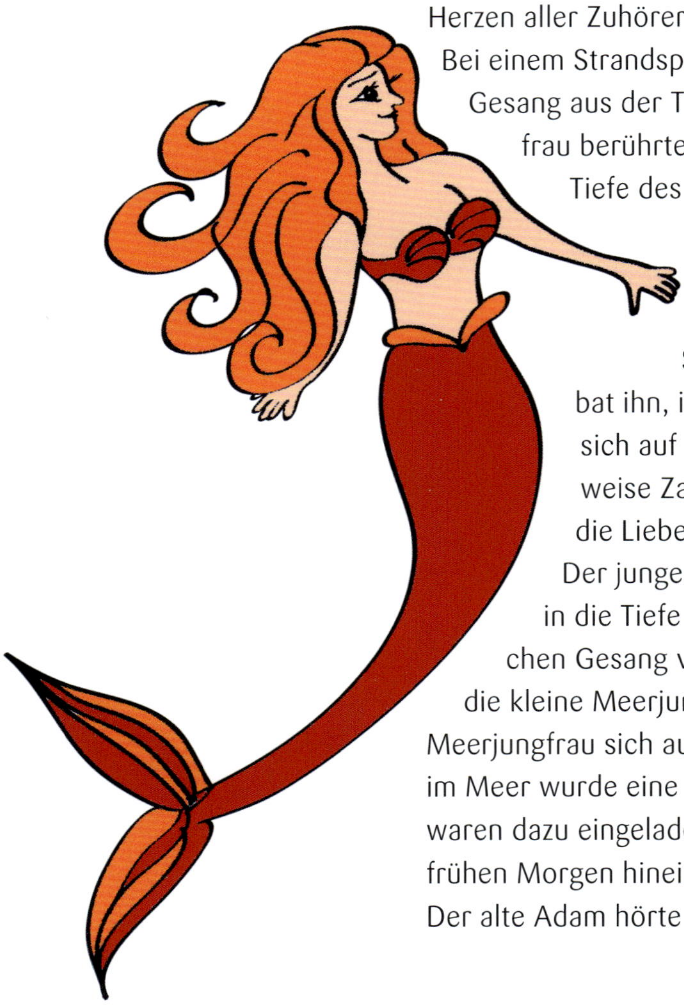

Im tiefen Meer lebte eine sehr hübsche, kleine Meerjungfrau, die eine wunderschöne Stimme hatte und so gut singen konnte, dass sie die Herzen aller Zuhörer verzauberte, wenn sie sang.

Bei einem Strandspaziergang hörte ein Königssohn den lieblichen Gesang aus der Tiefe des Meeres. Das Lied der kleinen Meerjungfrau berührte sein Herz und er sagte zu sich: „Ich muss in die Tiefe des Meeres tauchen und sehen, zu wem diese liebliche Stimme gehört. Sollte das Mädchen genauso zauberhaft sein wie sein Gesang, möchte ich es zu meiner Frau machen."

So ging der Prinz zum alten Zauberer Adam und bat ihn, ihn in einen Meerjungen zu verzaubern, damit er sich auf die Suche nach seiner Braut machen könne. Der weise Zauberer Adam wusste, dass nichts stärker ist als die Liebe, und erfüllte dem Prinzen seinen Wunsch.

Der junge Königssohn, der nun ein Meerjunge war, tauchte in die Tiefe des Meeres und lauschte, bis er wieder den lieblichen Gesang vernahm. Er folgte der Stimme und alsbald fand er die kleine Meerjungfrau. Er blickte sie so zärtlich an, dass die kleine Meerjungfrau sich auch sofort leidenschaftlich in ihn verliebte. Unten im Meer wurde eine große Hochzeit gefeiert. Alle Fische und Krabben waren dazu eingeladen. Es wurde gesungen und getanzt - bis in den frühen Morgen hinein.

Der alte Adam hörte den Gesang am Ufer und war sehr glücklich.

ÜBUNGSZIEL: Ziel dieser Übung ist das Kennenlernen der Stimme als Phänomen. Viele Kinder haben sich noch nie Gedanken über ihre Stimme gemacht. Die Geschichte gibt die Möglichkeit, im Anschluss an das Lesen bzw. Vorlesen mit den Kindern über die Stimme zu sprechen, und ist damit eine gute Überleitung zur nachfolgenden Übung.

Wie klingt deine Stimme?

ÜBUNGSANLEITUNG: Hast du schon einmal darüber nachgedacht, wie deine Stimme klingt? Zähle laut bis 10 und achte dabei genau auf deinen Stimmklang. Wie klingt deine Stimme? Eher leise wie die von einem Gespenst, das um die Ecke huscht, oder laut wie eine Trompete? Male jeweils einen Kreis um das Bildchen, das besser zu deinem Stimmklang passt.
ERGÄNZENDE ÜBUNG: Beschreibe deinen Stimmklang mit deinen eigenen Worten.

1

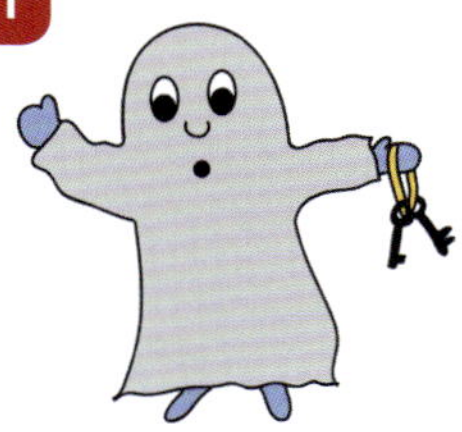

leise
wie ein Gespenst

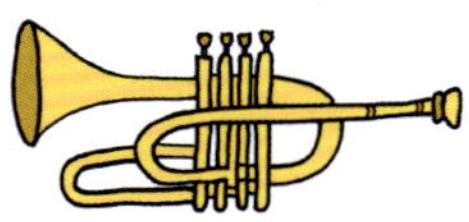

laut
wie eine Trompete

2

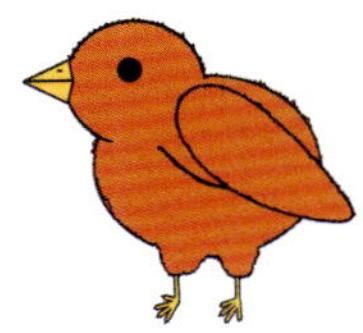

hoch
wie ein Vögelchen

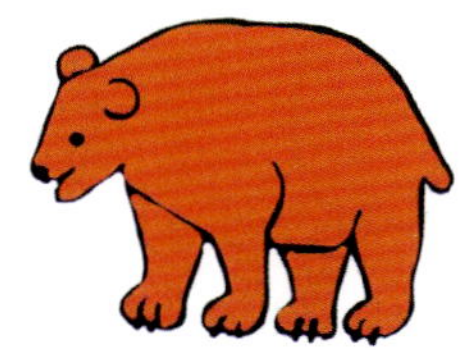

tief
wie ein großer Bär

3

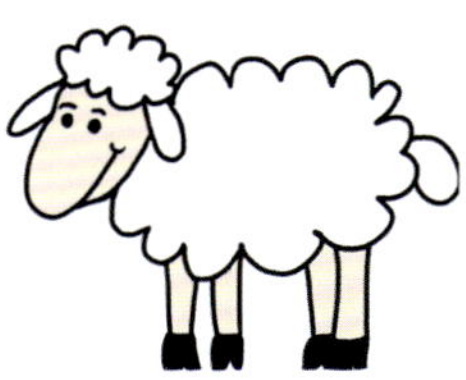

weich
wie ein Schäfchen

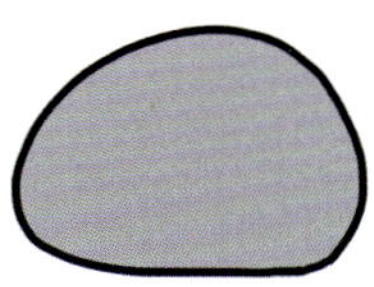

hart
wie ein Stein

4

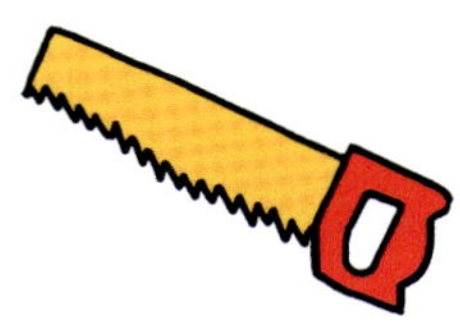

kratzig
wie eine Säge

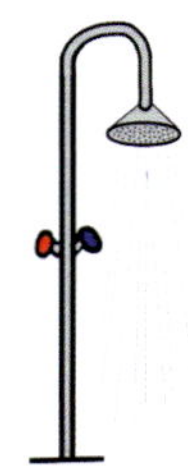

klar
wie Wasser

5

klein
wie ein Zwerg

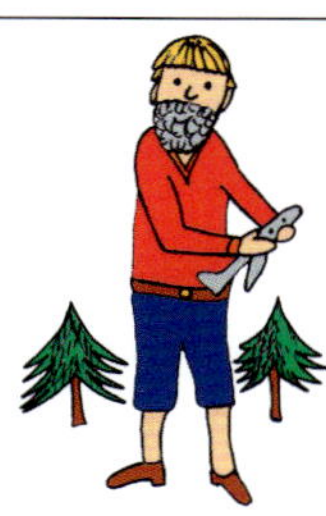

groß
wie ein Riese

6

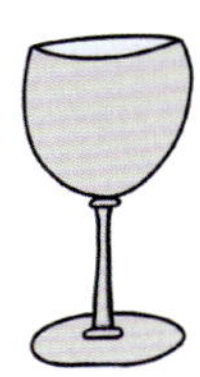

zerbrechlich
wie Glas

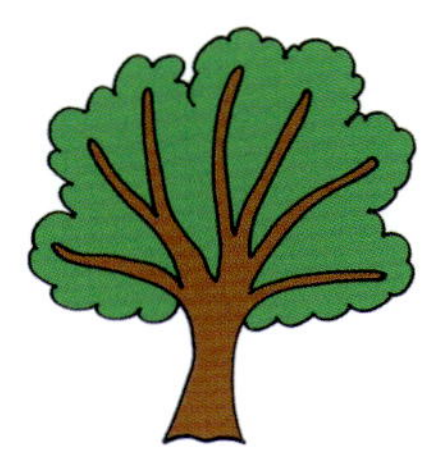

stabil
wie ein Baum

ÜBUNGSZIEL: Ziel dieser Übung ist die **Schulung der Stimmwahrnehmung.** Das Kind lernt, auf seine eigene Stimme zu hören und sie zu beschreiben. Das Kind trifft Aussagen zu folgenden Stimmparametern: Lautstärke, Stimmlage, Stimmansatz, Stimmreinheit, Resonanz und Belastbarkeit. Die Selbsteinschätzung des Kindes wird nicht unbedingt mit Ihrer Wahrnehmung übereinstimmen. Werten Sie jedoch nicht, sondern wiederholen Sie diese Übung immer einmal wieder.

Mitmachgeschichte

ÜBUNGSANLEITUNG: Adam möchte heute einen Stimm-Zaubertrank zubereiten.
Hierfür muss er ganz viele Geräusche machen.
Du kannst ihm helfen, indem du ganz laut mitmachst.

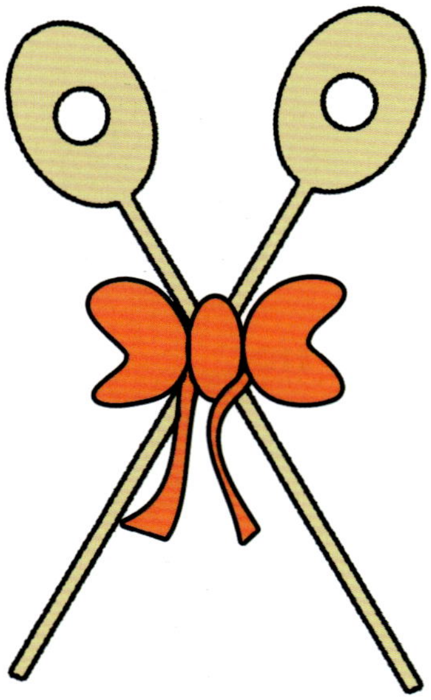

Der Zaubertrank

Dreimal ticken wie die Uhr: „t, t, t“,
Von dem Zischen eine Spur: „zsch“,

Zweimal fauchen wie ein Tiger: „chr, chr“,
Heulen wie Indianerkrieger: „u-u-u-u-u-u-u“,

Rufen wie ein Katzenkind: „miau, miau, miau“,
Bellen wie ein Hund geschwind: „wau, wau, wau“,

Und zuletzt noch dreimal niesen: „hatschi-hatschi-hatschi“,
Nun den Trank ins Näpfchen gießen...

Fertig ist der Zaubertrank -
Jede Stimme sagt ihm Dank,

weil, wer davon etwas trinkt,
Gleich ein bisschen besser klingt.

ÜBUNGSZIEL: Ziel dieser Übung ist die Stimmwahrnehmung. Das Kind lernt die Stimme als Phänomen kennen. Achten Sie beim Vorlesen daher auf eine variantenreiche Stimmgebung! Wenn das Kind nachahmt, geht es hier aber nicht um einen perfekten Stimmklang. Daher korrigieren sie bei dieser Übung bitte nicht!

Hänschen, piep einmal

ÜBUNGSANLEITUNG: Setzt euch in einen Kreis. Ein Kind wird mit verbundenen Augen mehrmals gedreht, damit es die Orientierung verliert. Dann setzt es sich auf den Schoß eines beliebigen Mitspielers und sagt: „Hänschen, piep einmal!" Der Mitspieler gibt einen Piep-Ton von sich. Der Blinde soll nun erraten, um wen es sich handelt.

Hörmemory

ÜBUNGSANLEITUNG: Es werden verschiedene Materialien jeweils zweimal in undurchsichtige kleine Döschen, z.B. alte Filmdöschen, gepackt. Anschließend werden die Dosen auf dem Tisch verteilt. Nun kann Memory gespielt werden. Wer dran ist, darf schütteln und lauschen, was sich gleich anhört, aber nicht nachgucken. Als Materialien eignen sich Nüsse, Steine, Sand etc.

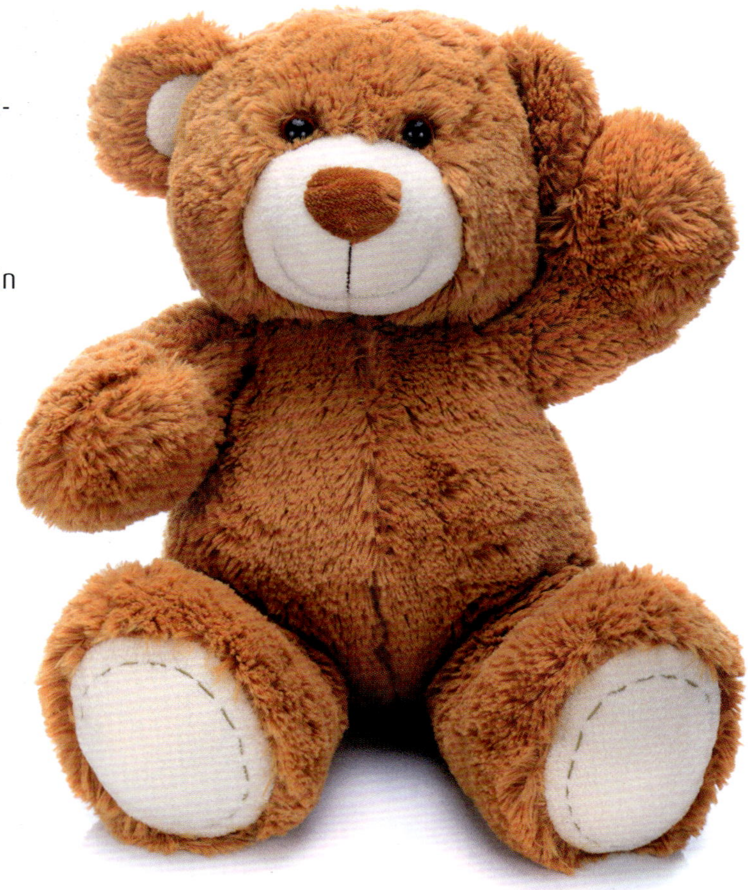

ÜBUNGSZIEL: Ziel der Hörübungen ist die Förderung der auditiven Wahrnehmung als Basis für das Wahrnehmen und bewusste Verändern der Stimme.

Der Hörkönig

ÜBUNGSANLEITUNG: Ihr bekommt unterschiedliche Instrumente und dürft damit Musik oder einfach Krach machen. Die Spielleiterin gibt nun mit ruhiger Stimme Anweisungen, z.B.: „Setzt euch in den Schneidersitz", oder „Hüpft auf einem Bein". Wer die Anweisung nicht versteht, scheidet aus. Am Ende steht der „Hörkönig" fest.

Hördiktat

ÜBUNGSANLEITUNG: Ihr bekommt Blätter und Stifte. Auf einem Xylophon werden Töne vorgespielt. Ihr versucht nun Tonhöhen, lange und kurze Töne und Lautstärken zu unterscheiden. Für lange Töne malt ihr einen Strich, für kurze einen Punkt. Hohe Töne werden gelb gemalt, tiefe Töne blau.

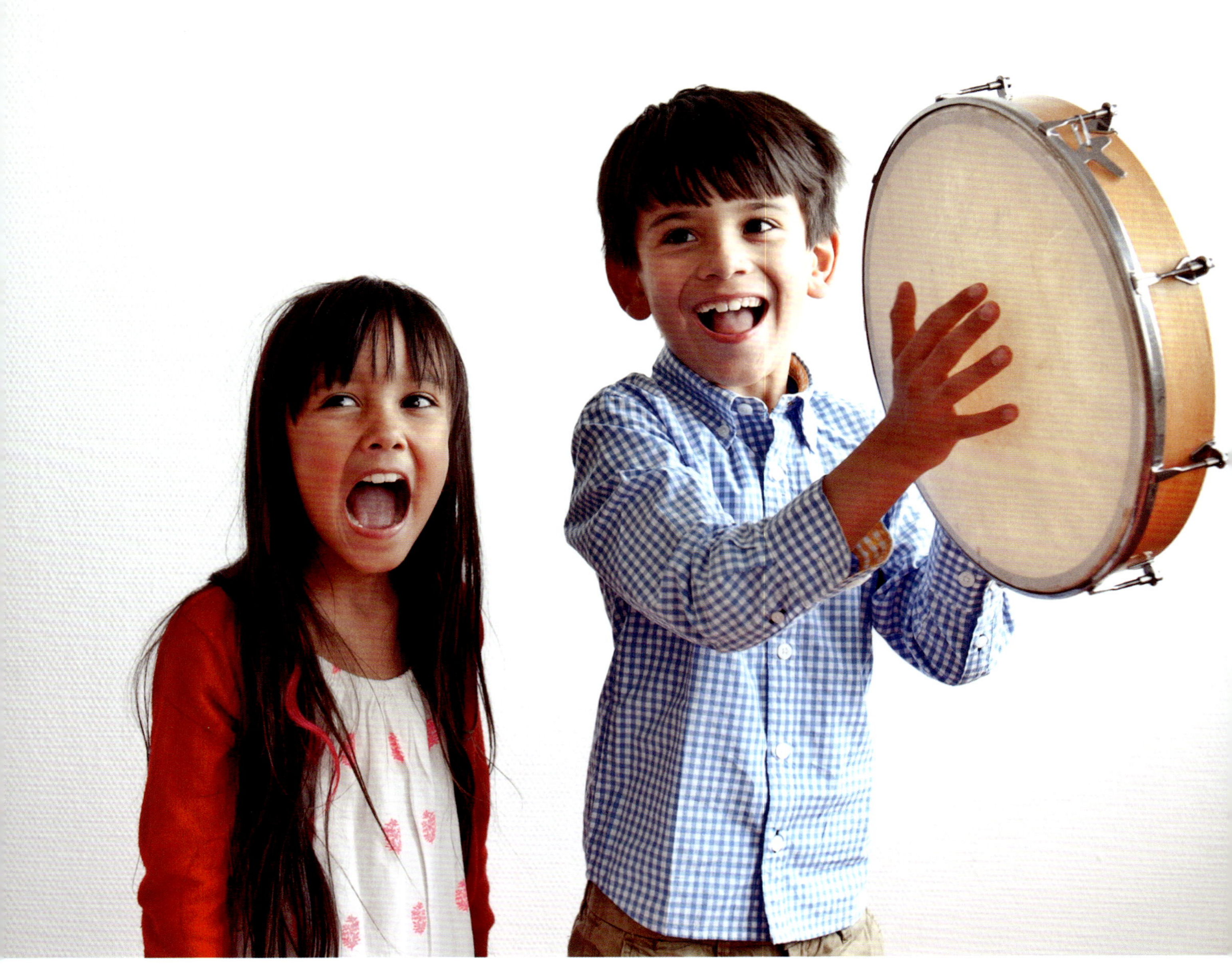

ÜBUNGSZIEL: Ziel der Hörübungen ist die Förderung der auditiven Wahrnehmung als Basis für das Wahrnehmen und bewusste Verändern der Stimme.

Stille Post

ÜBUNGSANLEITUNG: Setzt euch in einen Kreis. Das jüngste Kind darf sich ein Wort ausdenken und seinem rechten Nachbarn ins Ohr flüstern. So wandert das Wort von Ohr zu Ohr, bis es beim linken Nachbarn des jüngsten Kindes angekommen ist, der es dann laut sagen darf.

Wecker verstecken!

ÜBUNGSANLEITUNG: Der Spielleiter versteckt einen laut tickender Wecker im Raum. Der Wecker wird so gestellt, dass er nach 5 Minuten klingelt. Ihr bekommt die Augen verbunden und dürft den Wecker nun suchen, in dem ihr dem Ticken nachgeht. Werdet ihr das schaffen, bevor er klingelt?

Ich höre was, was du nicht hörst

ÜBUNGSANLEITUNG: In möglichst geräuschvoller Umgebung, darf sich jeder von euch ein Hintergrundgeräusch aussuchen. Die anderen müssen raten um welches Geräusch es sich handelt.

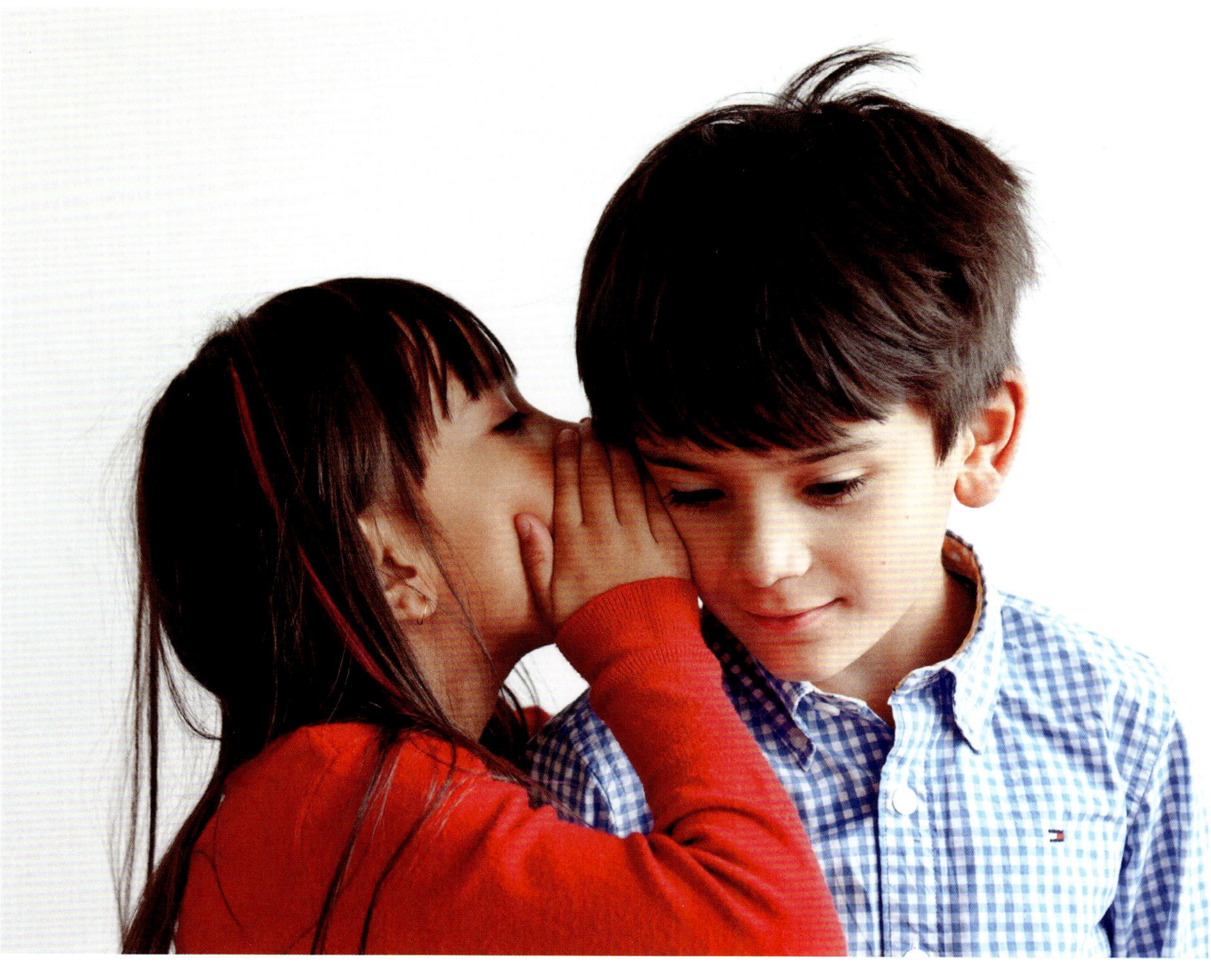

ÜBUNGSZIEL: Ziel der Hörübungen ist die Förderung der auditiven Wahrnehmung als Basis für das Wahrnehmen und bewusste Verändern der Stimme.

Igelballmassage

ÜBUNGSANLEITUNG: Ein Kind setzt sich auf einen Stuhl, das andere Kind fährt mit dem Igelball am Rücken entlang und spricht dabei den folgenden Vers:

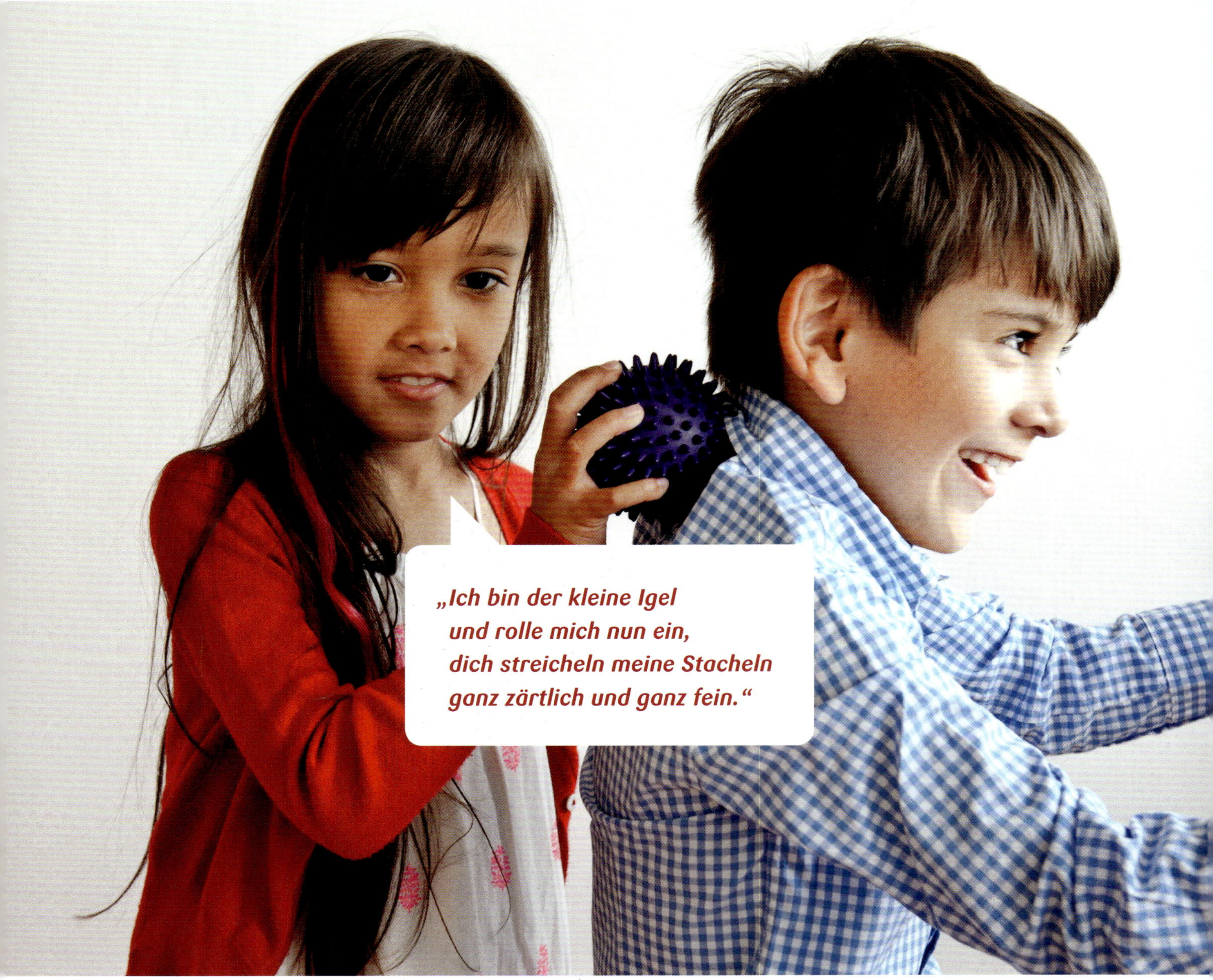
„Ich bin der kleine Igel
und rolle mich nun ein,
dich streicheln meine Stacheln
ganz zärtlich und ganz fein.“

ÜBUNGSZIEL: Ziel der Körperübung ist die Förderung der Körperwahrnehmung als Basis für das Wahrnehmen und bewusste Verändern der Stimme.

Klopfmassage

ÜBUNGSANLEITUNG: Ein Kind (Partner) setzt sich auf einen Stuhl, das andere Kind führt folgende Anweisungen durch: Streichle zunächst mit der Hand von der linken Schulter bis zu den Lenden hinter. Wiederhole dies auf der rechten Seite.
Nun beginne langsam und vorsichtig mit den flachen Händen den Rücken deines Partners abzuklopfen. Du beginnst am Nacken und klopfst langsam immer weiter nach unten.
Frage deinen Partner ob es zu schwach oder zu fest ist und passe die Stärke entsprechend an.
Das Klopfen soll nicht schmerzen sondern deinem Partner gut tun.

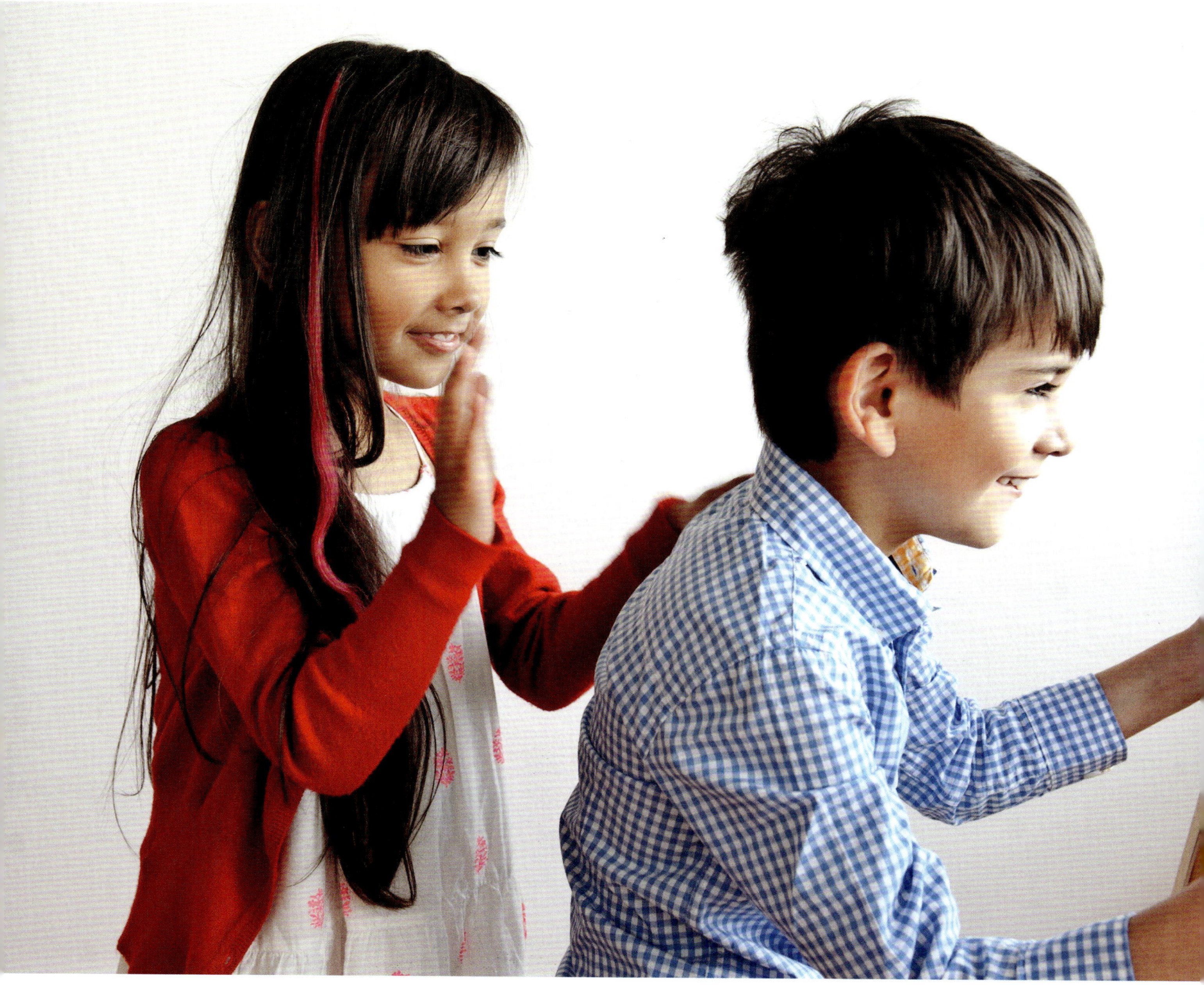

ÜBUNGSZIEL: Ziel der Körperübung ist die Förderung der Körperwahrnehmung als Basis für das Wahrnehmen und bewusste Verändern der Stimme.

Trampolin springen

ÜBUNGSANLEITUNG: Springe und spreche dabei den folgenden Vers:

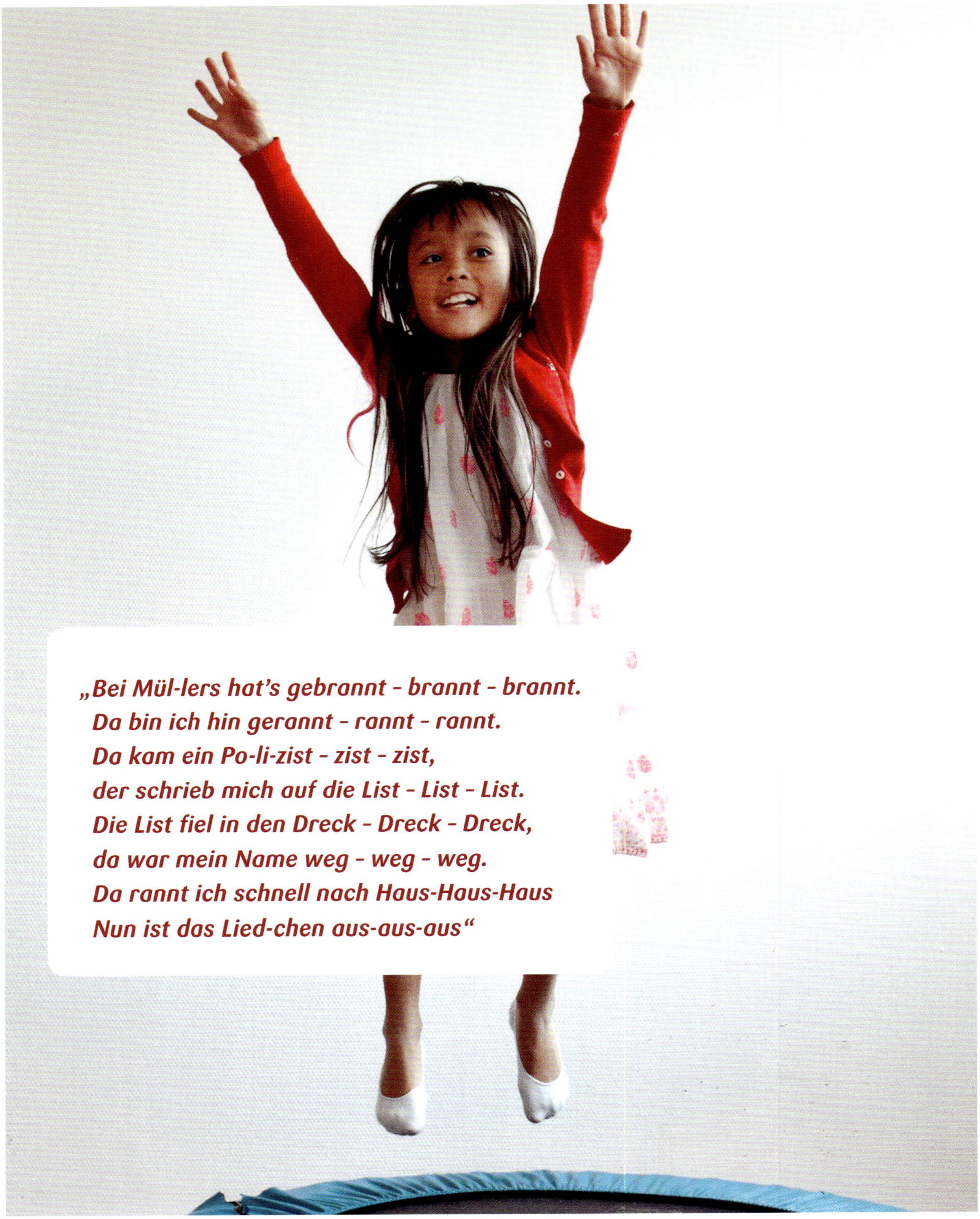

„Bei Mül-lers hat's gebrannt - brannt - brannt.
Da bin ich hin gerannt - rannt - rannt.
Da kam ein Po-li-zist - zist - zist,
der schrieb mich auf die List - List - List.
Die List fiel in den Dreck - Dreck - Dreck,
da war mein Name weg - weg - weg.
Da rannt ich schnell nach Haus-Haus-Haus
Nun ist das Lied-chen aus-aus-aus"

ÜBUNGSZIEL: Ziel dieser Körperübung ist die Förderung der Körperspannung als Basis für einen lockeren und aktiven Stimmklang.

Auf einem Pezziball schweben

ÜBUNGSANLEITUNG: Versuche auf einem Pezziball zu schweben wie ein Flugzeug.

WEITERE SPANNUNGSÜBUNGEN MIT DEM PEZZIBALL:

- Setzt euch auf einen Peziball und bewegt euch mit ihm durch den Traum, ohne die Hände zu benutzen.
- Setzt euch Rücken an Rücken auf einen Pezziball und verrsucht euch nun, gegenseitig herunter zu drücken, ohne die Arme und Beine zu verwenden.
- Klemmt den Pezziball zwischen euren Rücken und eine Wand und versucht nun, die Wand entlang zu gehen, ohne dass der Ball auf den Boden fällt.

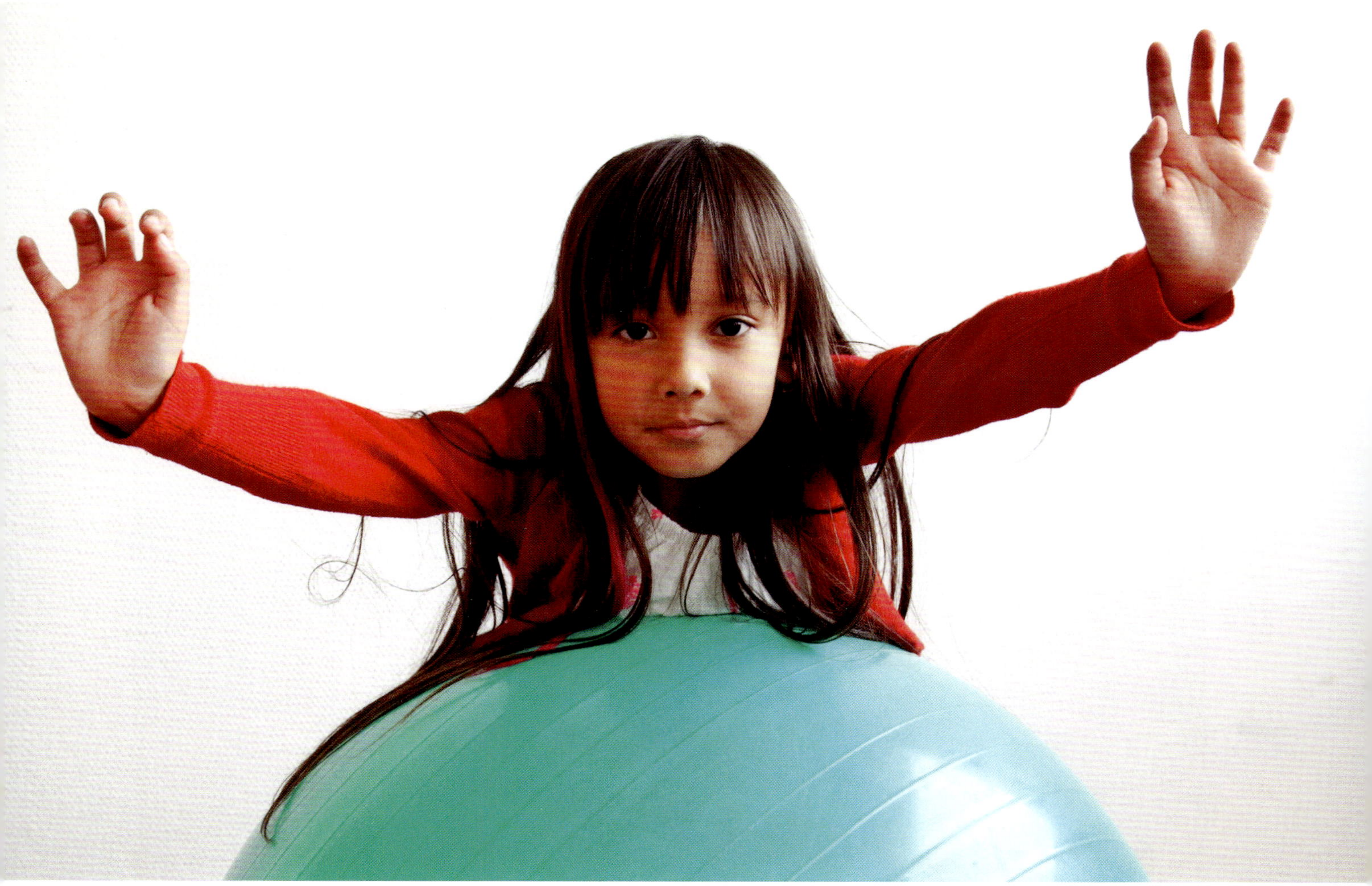

ÜBUNGSZIEL: Ziel dieser Körperübung ist die Förderung der Körperspannung als Basis für einen lockeren und aktiven Stimmklang.

Der Baum

ÜBUNGSANLEITUNG: Stelle dich aufrecht hin, die Beine stehen etwa hüftbreit auseinander, die Fußspitzen gucken gerade nach vorne. Suche sicheren Kontakt zum Boden.
Stelle dir nun vor, du wärst ein Baum, dessen Wurzeln tief im Boden verankert sind und der einen festen Stamm hat, während die Äste sich im Wind bewegen können. Führe nun verschiedene Bewegungen mit deinen Armen aus und schaukele nach vorne und hinten oder zur Seite, ohne den Kontakt zum Boden zu verlieren.

Der Skifahrer

ÜBUNGSANLEITUNG: Stell dir vor, deine Füße wären auf Skiern festgeschnallt. Nun bewege dich so, wie es Skifahrer tun: schwinge deine Hüften und bewege deine Arme. Die Füße bleiben dabei immer fest auf dem Boden.

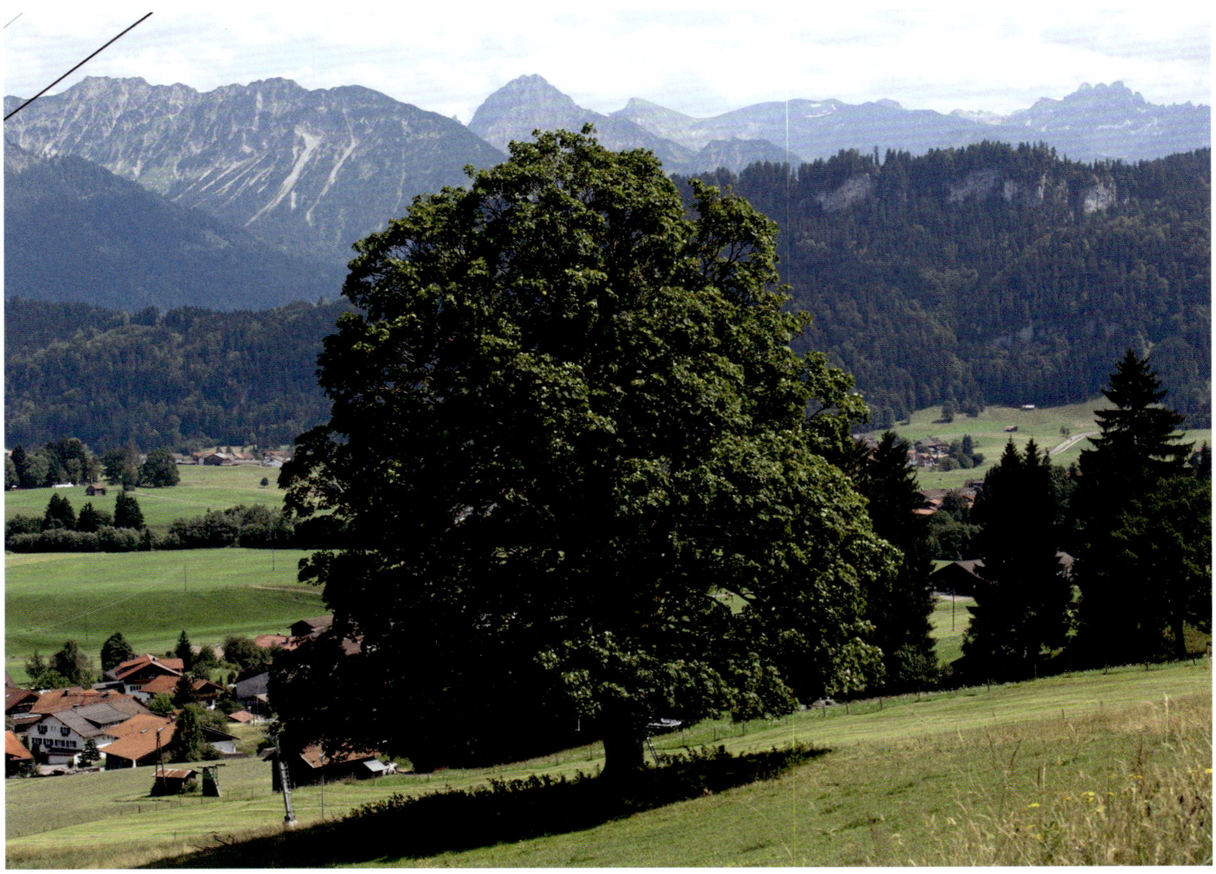

ÜBUNGSZIEL: Die Erarbeitung einer aufrechten Körperhaltung und stabilen Körperspannung als Basis für einen resonanzreichen Stimmklang.

Der Bauklotzturm

ÜBUNGSANLEITUNG 1: Stelle dich aufrecht hin und lasse deinen Oberkörper langsam nach vorne fallen, bis die Fingerspitzen fast den Boden berühren. Achte darauf, dass deine Knie nicht durchgedrückt sind. Nun richte dich Wirbel für Wirbel auf, so als würdest du einen Turm aus Bauklötzen Stück für Stück aufbauen.

ÜBUNGSANLEITUNG 2: Strecke die Arme hoch über dem Kopf nach oben, als wolltest du mit den Fingerspitzen den Himmel berühren. Nun gehe mit dem Ober Körper langsam nach vorne bis deine Fingerspitzen deine Zehen berühren. Achte dabei darauf, dass deine Knie ein bisschen nachgeben und du nicht steif bist.

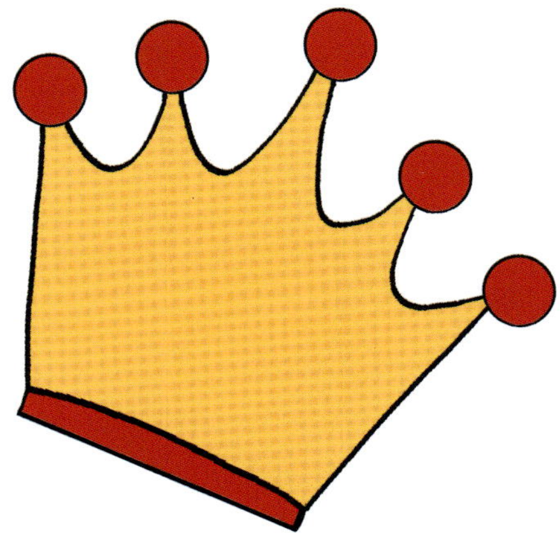

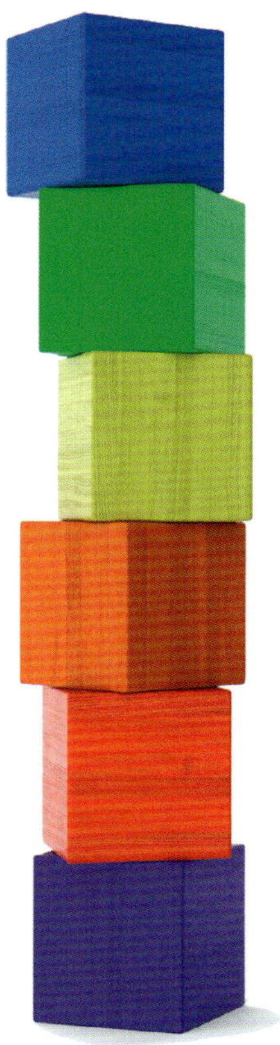

Der König/ die Königin

ÜBUNGSANLEITUNG: Stelle dir vor, du hättest einen wunderschöne, wertvolle Krone auf dem Kopf, laufe nun durch den Raum, ohne dass diese Krone dir vom Kopf fallen könnte.

ÜBUNGSZIEL: Die Erarbeitung einer aufrechten Körperhaltung als Basis für einen resonanzreichen Stimmklang.

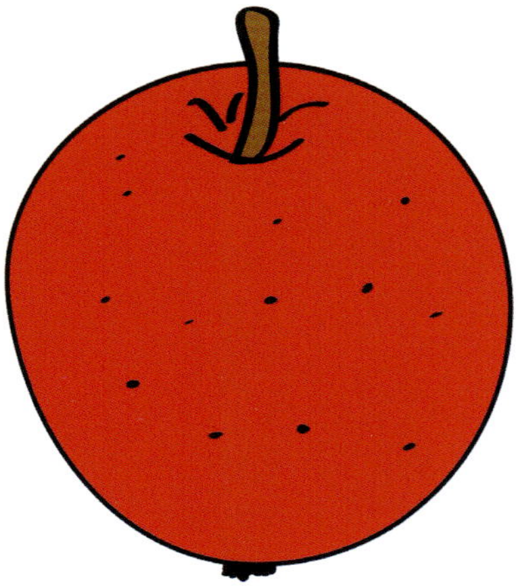

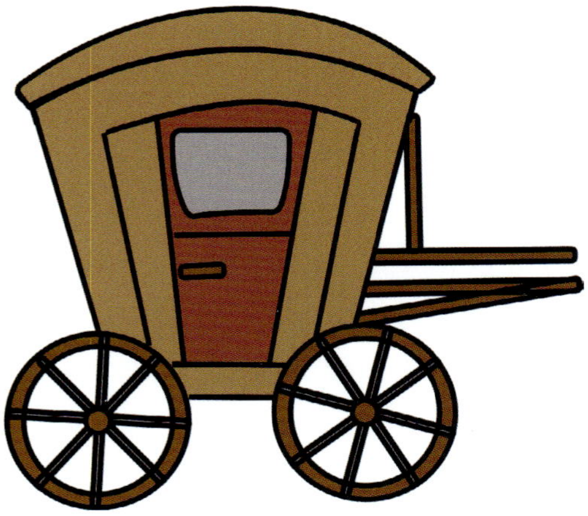

Äpfel pflücken

ÜBUNGSANLEITUNG: Stelle dir vor, du stehst vor einem großen Apfelbaum. Recke dich nach oben, um die Äpfel zu pflücken. Pflücke sie mal mit der rechten und mal mit der linken Hand. Stelle dich auf die Zehenspitzen und recke dich, um nach oben zu kommen, aber pass auf, dass du nie das Gleichgewicht verlierst.

Kutschersitz

ÜBUNGSANLEITUNG: Setz dich auf das vordere Drittel eines Stuhls. Stelle dir vor, du seist ein Kutscher, der die Zügel fest in der Hand hält und mit seiner Pferdekutsche über Stock und Stein galoppiert. Bewege deinen Oberkörper dabei, aber achte immer darauf, dass du aufrecht bleibst.

Kissen balancieren

ÜBUNGSANLEITUNG: Lege dir ein kleines Kissen auf den Kopf und laufe durch das Zimmer, ohne dass das Kissen dir vom Kopf rutscht.

Marionette

ÜBUNGSANLEITUNG: Stell dir vor, an deinem Hinterkopf sei ein Faden befestigt, der wie bei einer Marionette von oben gehalten wird. Laufe nun aufrecht durch das Zimmer, indem du immer daran denkst, wie der Faden dich nach oben zieht.

ÜBUNGSZIEL: Die Erarbeitung einer aufrechten Körperhaltung im Stehen, Gehen und Sitzen.

Zirkusdirektor

ÜBUNGSANLEITUNG: Stelle dich in die Mitte des Zimmers und stelle dir vor, ein Zirkusdirektor zu sein, der in der Manege steht. Die Vorstellung ist gerade beendet und alle Zuschauer applaudieren. Verbeuge dich in alle Richtungen und lächle deinem Publikum dabei zu.

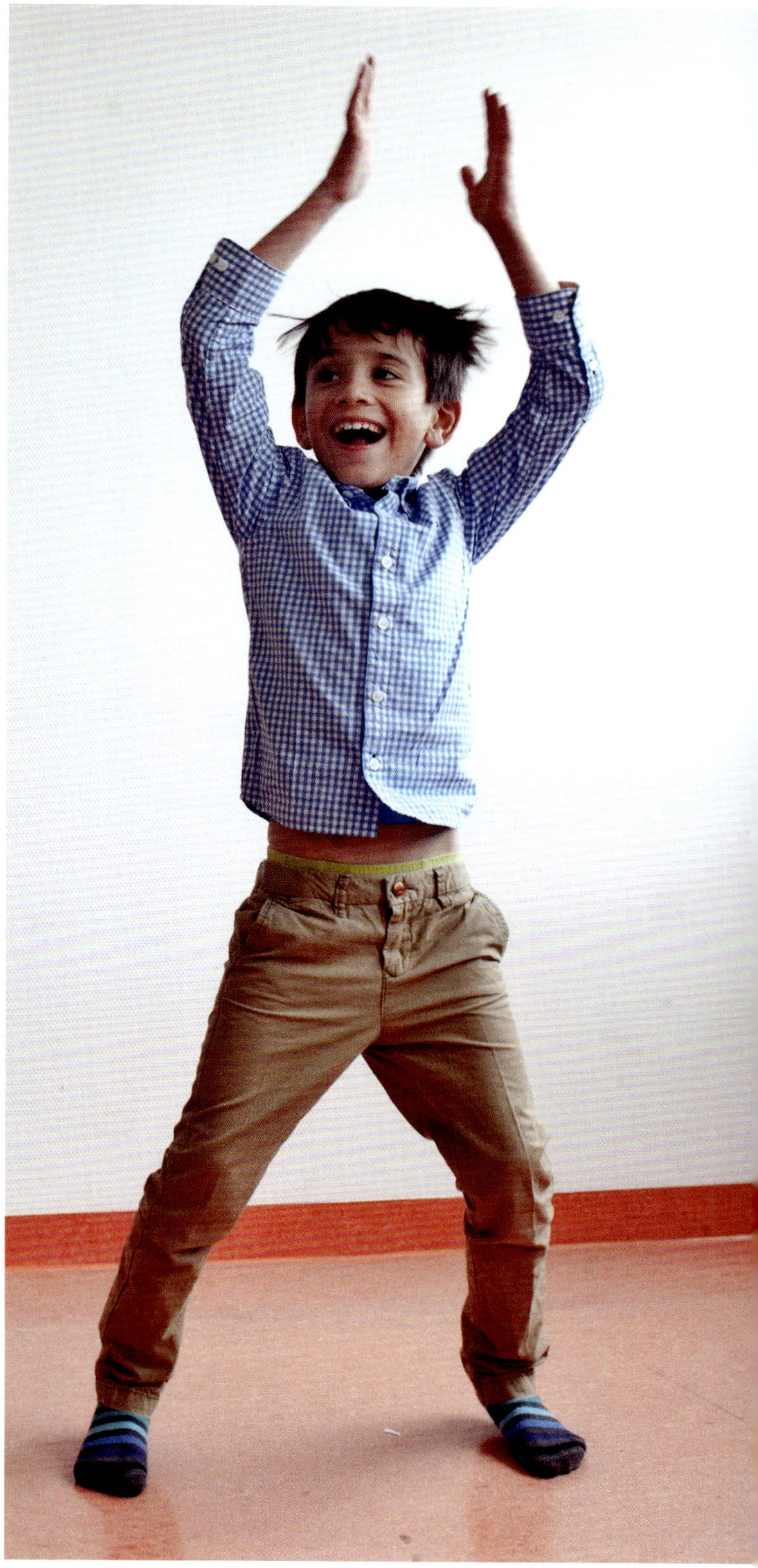

Recken & strecken

ÜBUNGSANLEITUNG: Dehne, recke und strecke dich. Seufze dabei laut.

Hampelmann

ÜBUNGSANLEITUNG: Spreize im Stehen deine Beine etwas weiter als schulterbreit und strecke deine Arme nach oben weit aus. Springe nun ab, schließe deine Beine und klatsche deine Hände über dem Kopf zusammen. Nun springst du wieder in die Spreizstellung usw.

ÜBUNGSZIEL: Ziel der Hörübungen ist die Förderung der Körperspannung und Körperhaltung als Basis für einen resonanzreichen Stimmklang.

Atemübungen

ÜBUNGSANLEITUNG: Lege dich bequem auf eine Decke auf den Boden. Nun lege eine Hand auf deinen Bauch und spüre, wie sich deine Bauchdecke beim Einatmen hebt und beim Ausatmen senkt. Spitze nun deine Lippen und puste so lange wie möglich aus. Achte darauf, ob sich dadurch auch deine Einatmung vertieft. Lege nun die Hand auf deine Brust und schaue, ob du auch eine Bewegung durch deine Atmung am Brustkorb spüren kannst.

ÜBUNGSANLEITUNG: Lege dir ein Stofftier auf den Bauch. Nun versuche es nur mit deiner Bauchatmung zu bewegen. Erst ganz langsam und dann immer schneller.
Vielleicht gelingt es dir sogar, dass Stofftier nur mit deiner Atmung von deinem Bauch zu schubsen.

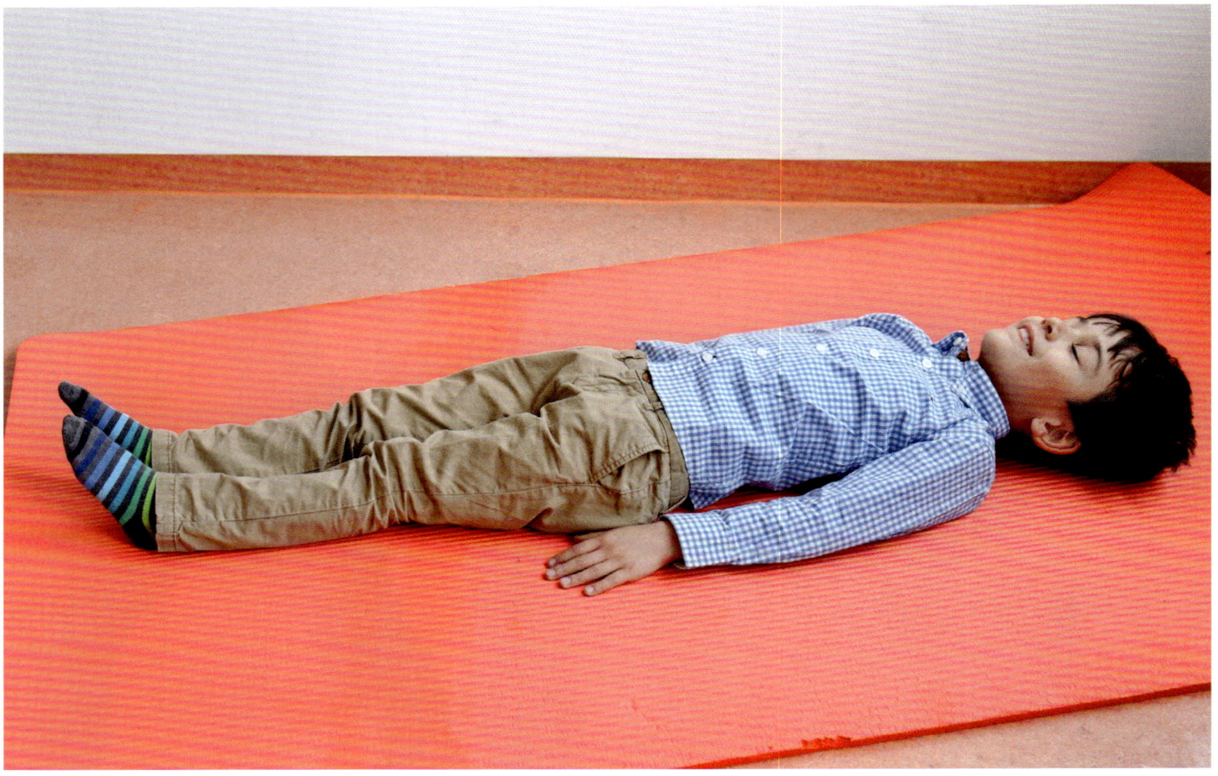

ÜBUNGSZIEL: Die Schulung der Atemwahrnehmung sowie Vertiefung der Atmung und Weitung der Atemräume.

Puste einen Luftballon

ÜBUNGSANLEITUNG: Puste einen Luftballon auf. Achte dabei darauf, dass du ganz gleichmäßig pustest. Nach jedem Pusten machst du eine kleine Pause. Du sollst nicht mit Absicht einatmen, warte, bis wie ganz von selbst wieder Luft in dich hineinströmt, bevor du das nächste Mal kräftig pustest.

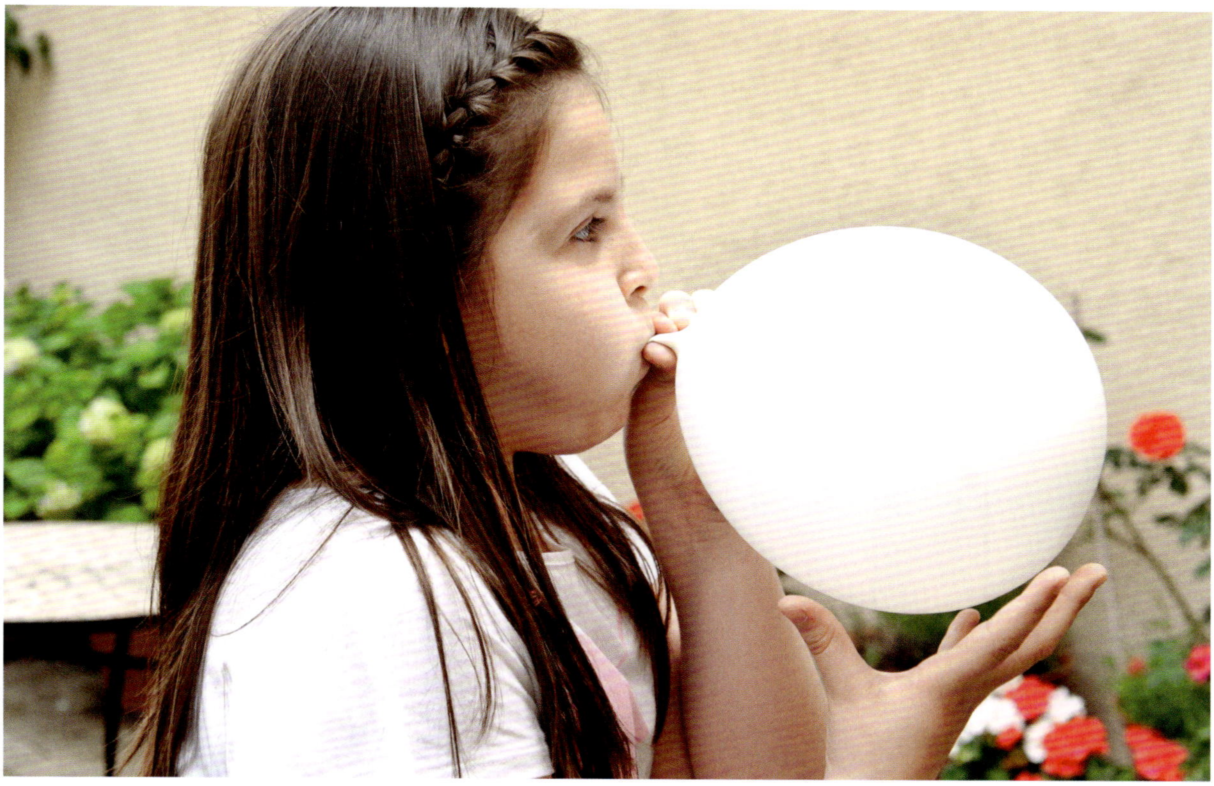

Pustebild

ÜBUNGSANLEITUNG: Mache auf ein weißes Blatt einen Klecks mit Wasserfarbe. Nun puste kräftig. Wiederhole dies mit vielen Farben und unterschiedlich großen Farbklecksen. Du wirst sehen, dass ein tolles Kunstwerk entsteht. Die Kleckse werden so zu kleinen Krabbeltieren oder einer bunten Blumenwiese.

ÜBUNGSZIEL: Übungsziele sind die Dosierung des Luftstroms und reflektorisches Einatmen zum Abbau hörbaren Luftziehens (Luftschnappen beim Sprechen).

Geburtstagskuchen

ÜBUNGSANLEITUNG: Stelle dir vor, du würdest die Kerzen auf deinem Geburtstagskuchen auspusten. Wie viele Kerzen wären auf deinem Kuchen? Puste zunächst jede Kerze einzeln aus. Nun versuche alle Kerzen mit einem Luftstrom auszupusten.
ÜBUNGSZIEL: Übungsziele sind die Aktivierung des Zwerchfells und die Dosierung des Luftstroms als Basis für eine kraftvolle und resonanzreiche Stimme, Noch mehr Spaß macht diese Übung natürlich mit einem echten Geburtstagskuchen.

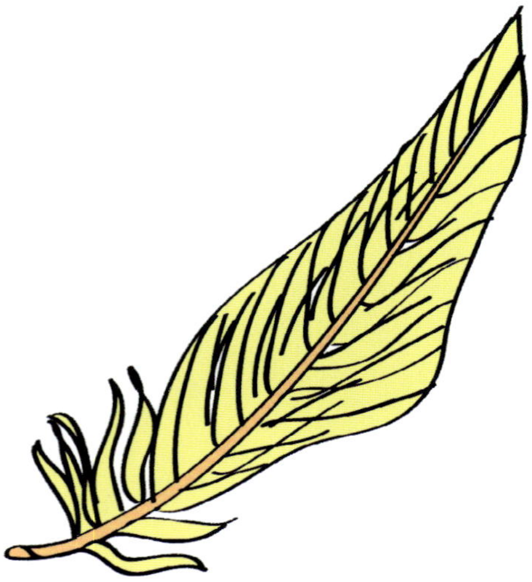

Kerzenlicht flackern lassen

ÜBUNGSANLEITUNG: Zünde eine Kerze an. Puste nun leicht gegen das Licht, sodass es flackert, aber nicht ausgeht.
ÜBUNGSZIEL: Die Dosierung des Luftstroms.

Feder pusten

ÜBUNGSANLEITUNG: Lege eine Feder auf deine Handfläche. Puste nun sanft in deine Handfläche, sodass die Feder abhebt, aber nicht von deiner Hand wegfliegt.
ÜBUNGSZIEL: Die Dosierung des Luftstroms.

Pustefußball

ÜBUNGSANLEITUNG: Nimm ein Stück Watte oder knülle aus einem Papierstreifen einen kleinen Ball. Nun kannst du Pustefußball spielen. Lege hierfür den Ball in die Mitte des Feldes und versuche ihn vorsichtig ins Tor zu pusten.

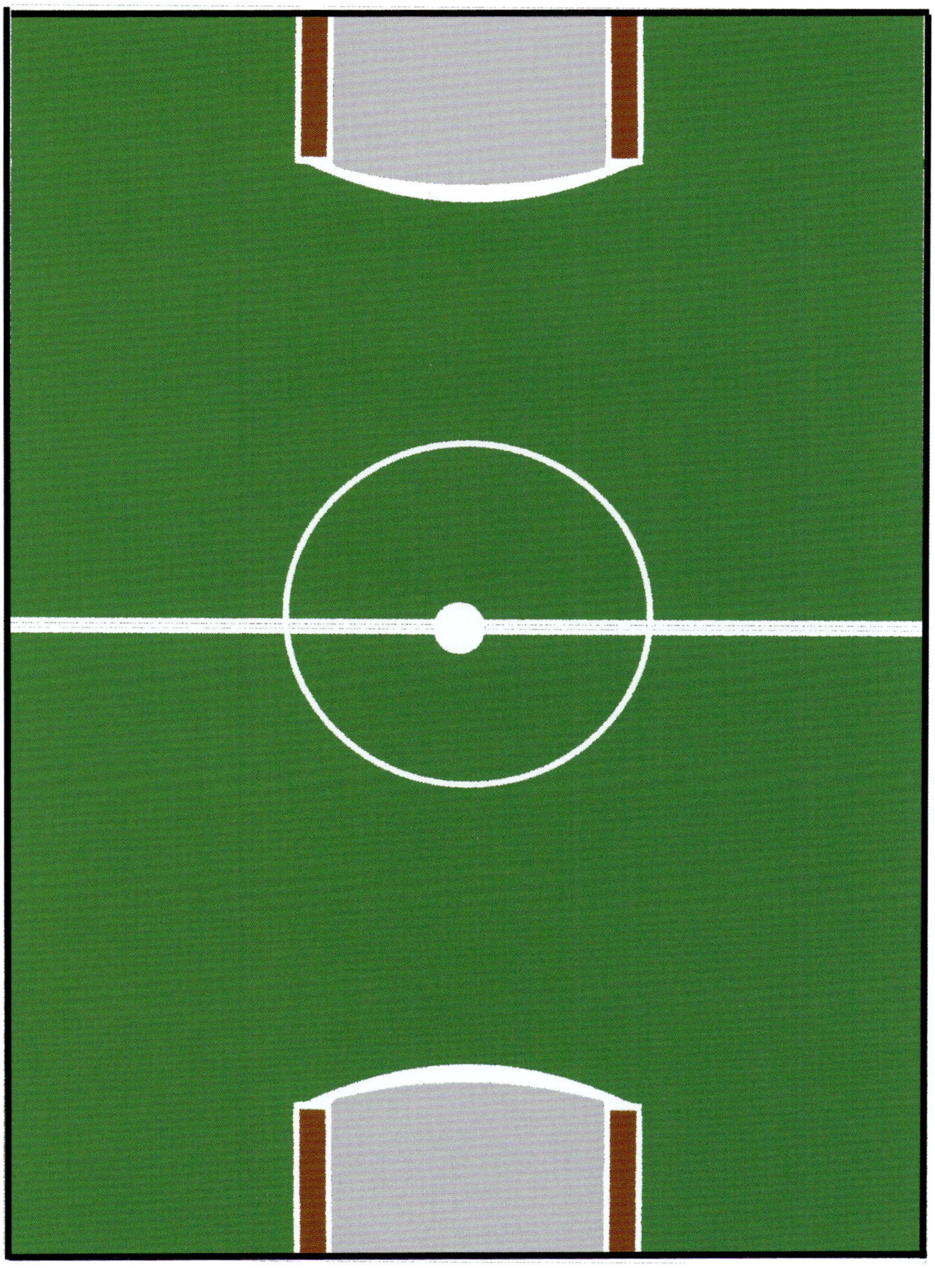

ÜBUNGSZIEL: Die Luftdosierung und die Aktivierung der Mundmuskulatur.

Blumenduft schnuppern

ÜBUNGSANLEITUNG: Stelle dir vor, du hättest einen schönen Blumenstrauß bekommen und würdest nun an jeder einzelnen Blume schnuppern. Halte dabei den Mund geschlossen und spüre dem Luftstrom nach.
Wo kannst du die Luft spüren? Wo spürst du im Körper Bewegungen?
Noch mehr Spaß macht diese Übung natürlich mit echten Blumen.

Der hungrige Spürhund

ÜBUNGSANLEITUNG: Im Raum wird etwas leckeres, duftendes versteckt, z.B. frische Plätzchen, eine Banane oder warmer Kakao. Ihr bekommt nun die Augen verbunden und macht euch auf die Suche. Wenn ihr ankommt dürft ihr eure Beute natürlich gleich „fressen“.

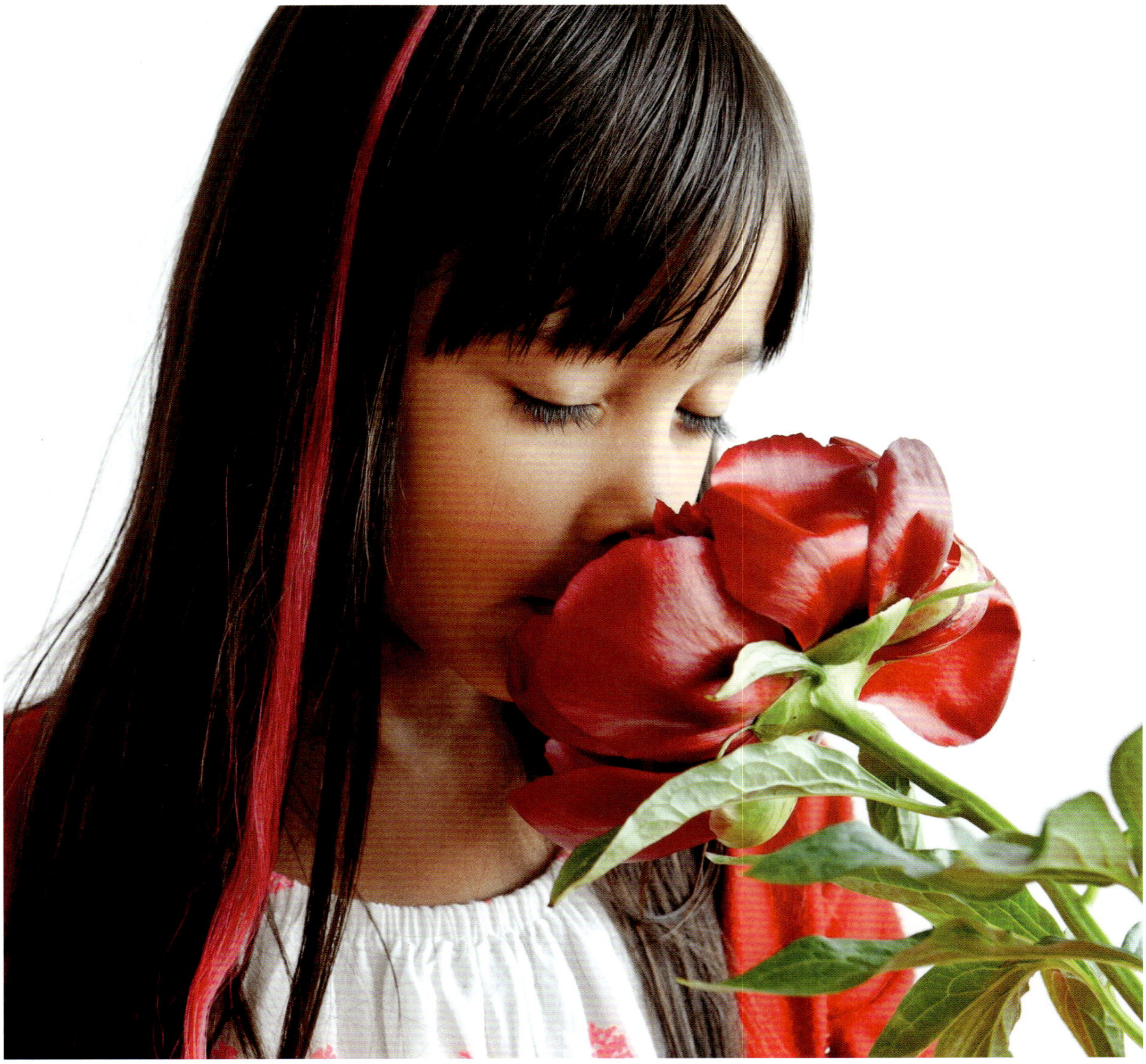

ÜBUNGSZIEL: Atemanregung, Atemvertiefung

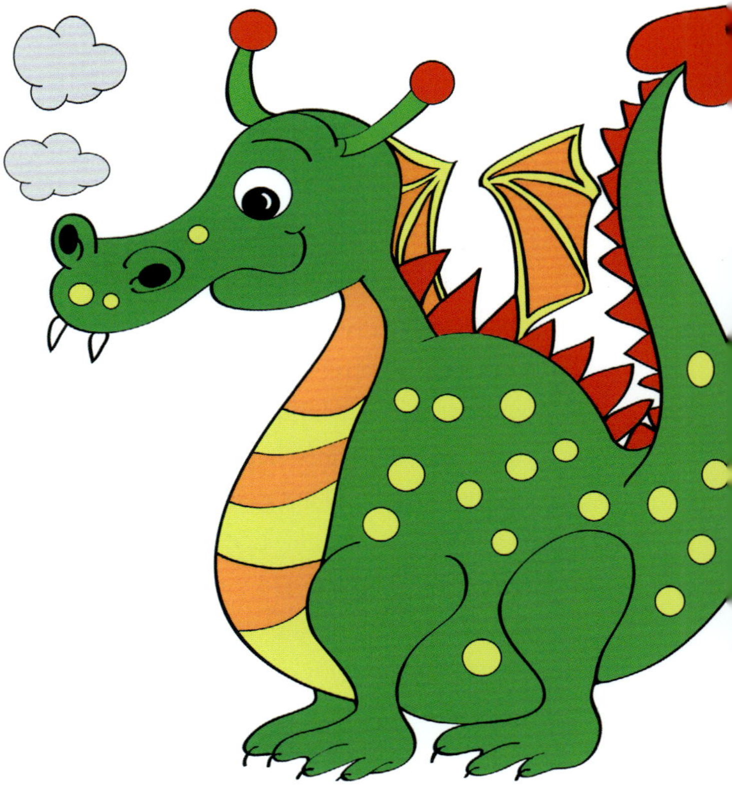

Fauch der Drache

ÜBUNGSANLEITUNG: Hallo, ich bin Fauch, ein kleiner Drache. Ich kann Feuer spucken, und wenn ich fauche, steigen Rauchwolken aus meiner Nase: „chr - chr". Kannst du auch ganz laut fauchen und dabei Luft aus der Nase schnauben?

ÜBUNGSZIEL: Übungsziele sind das Spüren der Atemräume, die Stabilisierung der Nasenatmung und die Atemvertiefung.

Fiff, die kleine Trillerpfeife

ÜBUNGSANLEITUNG: Hallo, ich bin Fiff, eine kleine Trillerpfeife. Ich liebe es zu pfeifen. Wenn man in mich hineinpustet, ertönt ein lauter Pfiff. Kannst du auch ganz kräftig pusten?

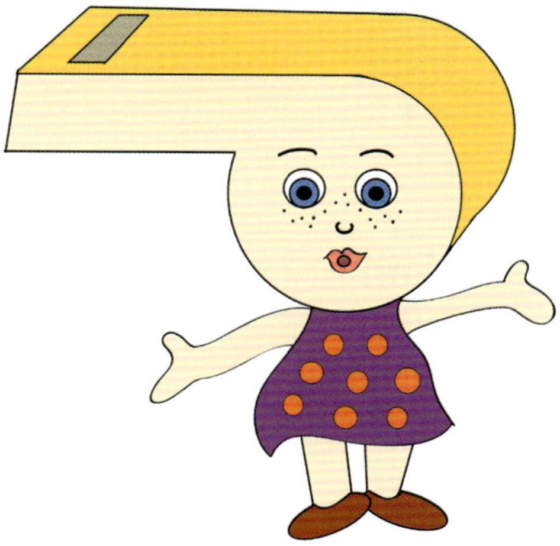

Huhu, das Gespenst

ÜBUNGSANLEITUNG: Hallo, ich bin Huhu, ein kleines Gespenst. Ich liebe es zu spuken: „hu". Erst leise, damit mich die Menschen nicht hören, und dann ganz laut, damit sie sich erschrecken. Kannst du das auch? Versuche es einmal.

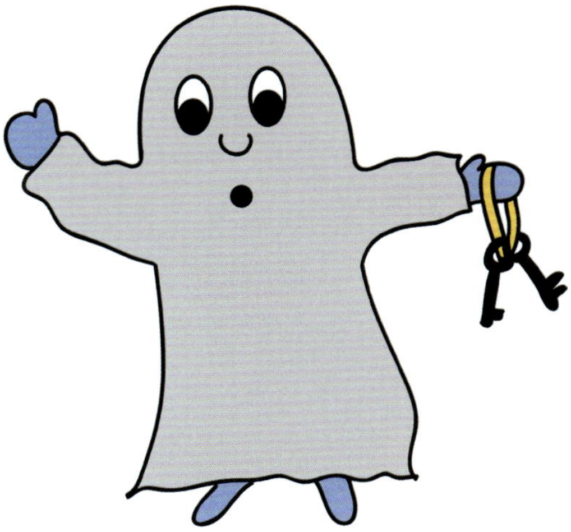

ÜBUNGSZIEL: Übungsziel ist die Verstärkung der Atemkraft.

Atem-Ping-Pong

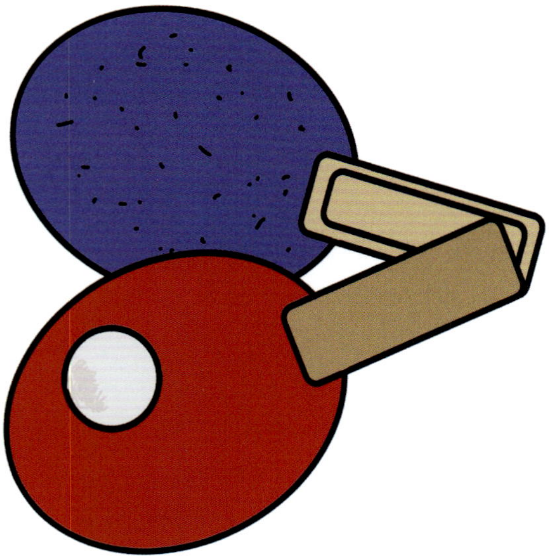

ÜBUNGSANLEITUNG: Stelle dich in einigen Metern Entfernung vor eine Wand und spiele Tischtennis in der Luft. Jeden Schlag begleitest du mit einem Geräusch: „p“, „t“, „k“.
Lege nun die Hand auf deinen Bauch und sprich die Laute „p“, „t“, „k“ noch einmal.
Spürst du, wie die Bauchdecke federt?
ÜBUNGSZIEL: Übungsziel ist die Zwerchfellkräftigung.

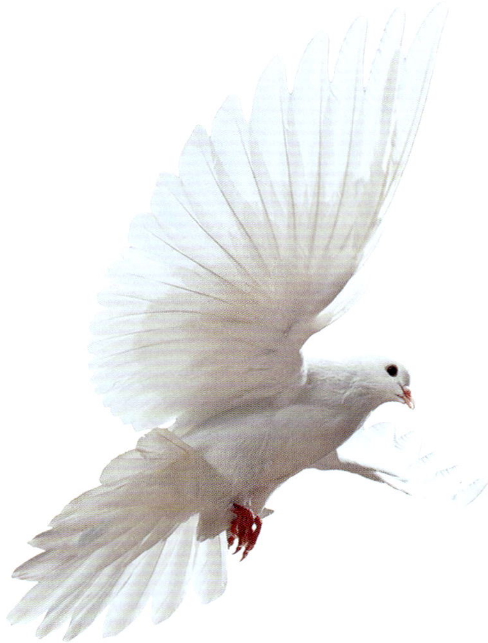

Luftballonplatzen

ÜBUNGSANLEITUNG: Ahme die Geräusche nach, die man hört, wenn ein Luftballon aufgeblasen wird und schließlich platzt. Verwende dafür die Laute f-f-f-f-f-T. Das T soll sehr kraftvoll gebildet werden. Wie kräftig es ist, kannst du am Federn deiner Bauchdecke spüren.

Tauben scheuchen

ÜBUNGSANLEITUNG: Stelle dir vor, auf deinem Fensterbrett säße eine Taube, die du wegscheuchen möchtest. Rufe mehrmals hintereinander kräftig: „ksch“.

ÜBUNGSZIEL: Übungsziel ist die Zwerchfellkräftigung.

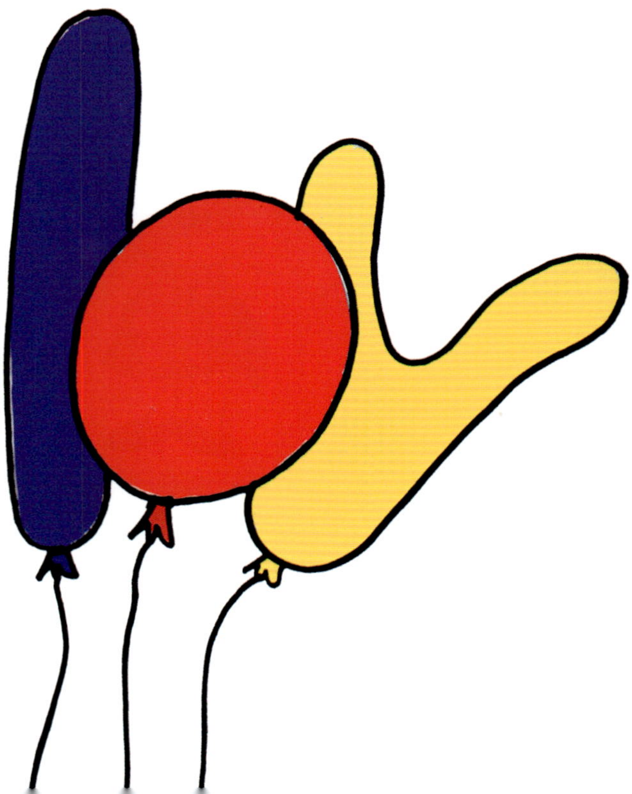

Halt!

Stopp!

Rot!

Los!

Verkehrspolizist

ÜBUNGSANLEITUNG: Stelle dich aufrecht in die Mitte des Raumes und stelle dir vor, du bist ein Verkehrspolizist in der Mitte einer Kreuzung, der laut Kommandos geben muss. Lies bzw. sprich laut die folgenden Worte und achte darauf, dass du immer den letzten Laut ganz besonders kraftvoll bildest.
Wenn du die Arme passend zu den Worten mitbewegst, wird deine Stimmkraft noch größer.

Gedicht

ÜBUNGSANLEITUNG: Lies bzw. sprich laut den folgenden Text und achte darauf, dass du immer den letzten Laut der Zeile ganz besonders kraftvoll bildest.
ÜBUNGSZIEL: Übungsziele sind das Abspannen und die reflektorische Atemergänzung auf Wort- und Textebene.

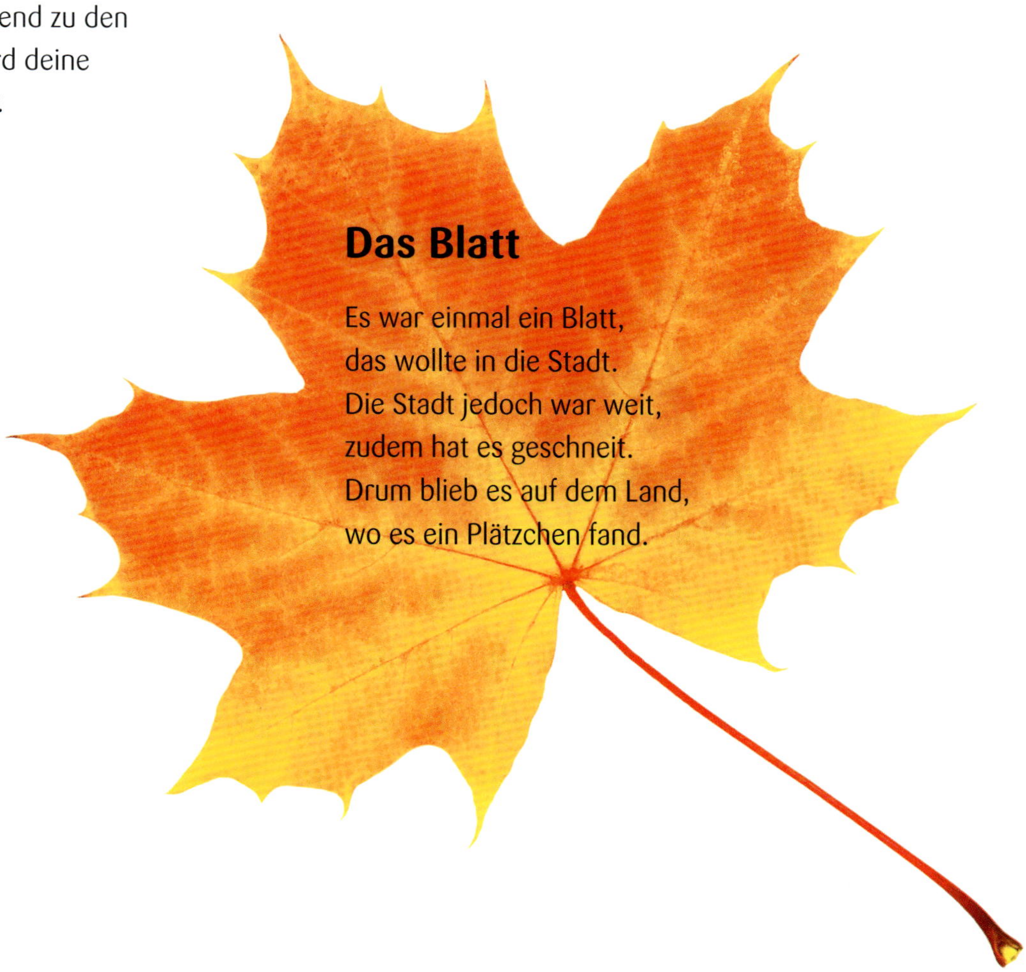

Das Blatt

Es war einmal ein Blatt,
das wollte in die Stadt.
Die Stadt jedoch war weit,
zudem hat es geschneit.
Drum blieb es auf dem Land,
wo es ein Plätzchen fand.

Lippen- und Zungenbeweglichkeit

ÜBUNGSANLEITUNG: Die Honigbiene Sumsi kann tolle Grimassen schneiden. Kannst du das auch? Probiere es einmal.

Lippenübungen

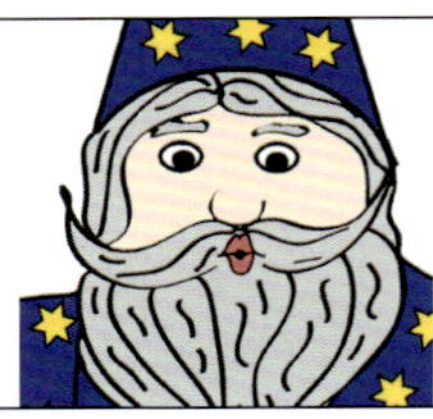

Lippen spitzen

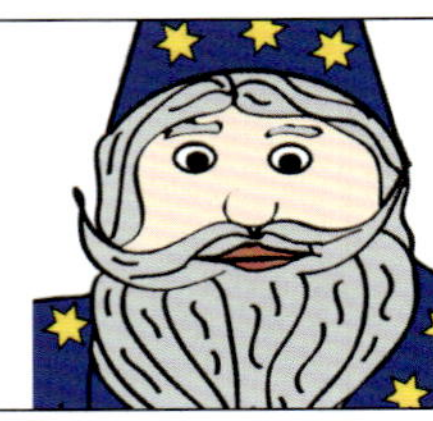

Lippen breitziehen

Zungenübungen

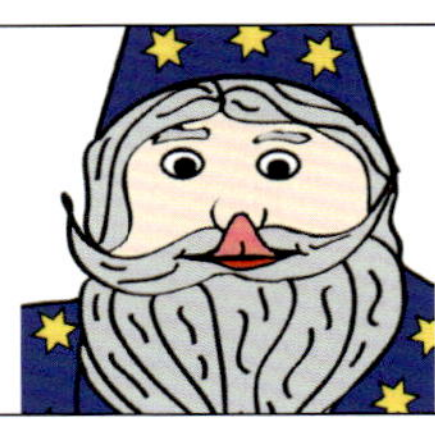

Zunge zur Nase

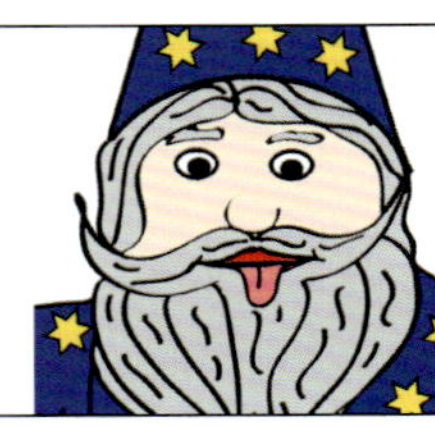

Zunge zum Kinn

Lautübungen

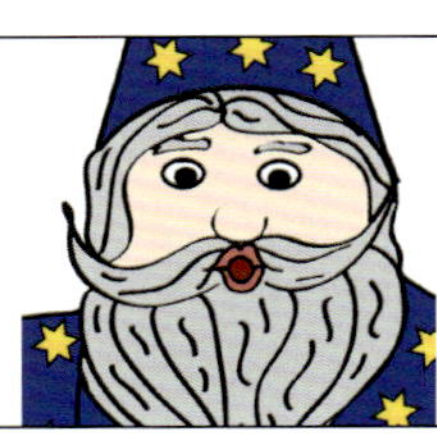

Lippen zu einem O formen und tönen

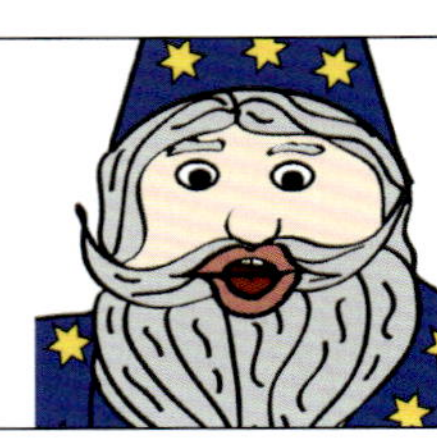

Lippen zu einem A formen und tönen

ÜBUNGSZIEL: Übungsziele sind die Resonanzerweiterung und die Lockerung der Artikulationsmuskulatur über mundmotorische Übungen.

Pferde schnauben

ÜBUNGSANLEITUNG: Hallo ich bin Hü, ein Pferd. Ich kann ganz laut schnauben, sodass meine Lippen flattern. Kannst du das auch? Versuche es einmal.

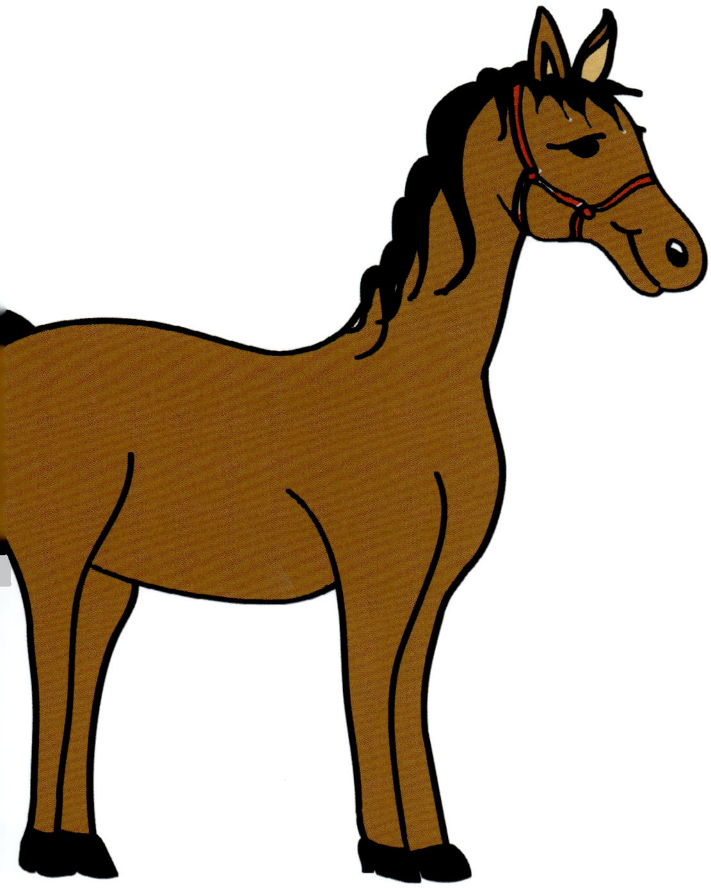

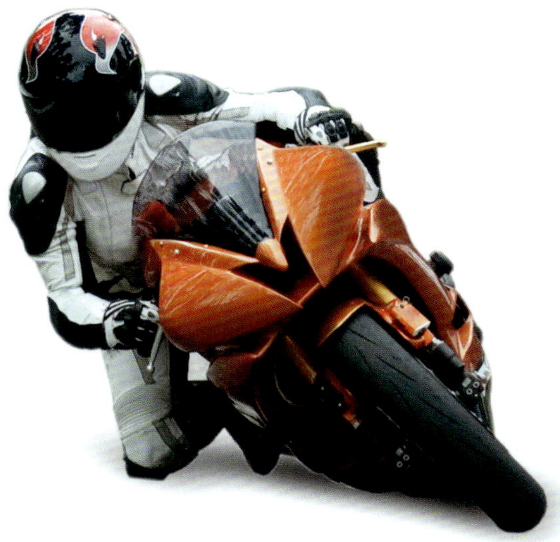

Motorradrennfahrer

ÜBUNGSANLEITUNG: Ahme mit Lippen und Stimme das Geräusch nach, das Motorräder bei einem Rennen machen. Fahre dabei in Gedanken wilde Kurven oder oder auch Berge hinauf und hinunter.

ÜBUNGSZIEL: Übungsziele sind die Lockerung der Mundmuskulatur sowie die Erarbeitung eines vorderen Stimmsitzes.

Gähnen

ÜBUNGSANLEITUNG: Gähne kräftig.
Zunächst einmal ohne Stimme,
dann laut und mit weiten Armbewegungen.

Der Opernsänger

ÜBUNGSANLEITUNG: Stelle dich in die Mitte des Raumes und stell dir vor, ein Opernsänger zu sein. Singe laut: „la, la, la…“, indem du den Mund bei jedem a ganz weit auf machst und die Arme weit nach außen breitest.

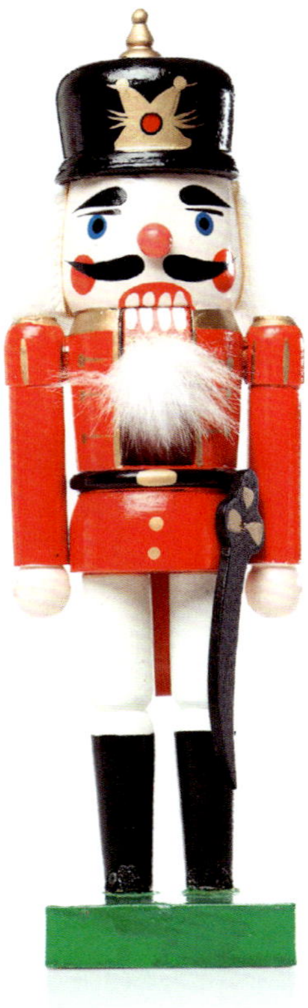

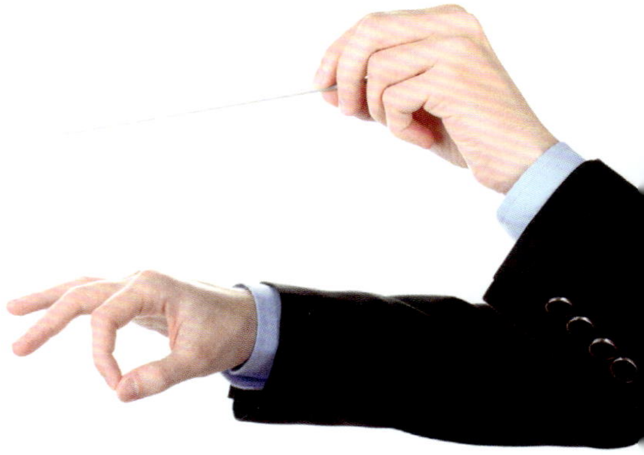

Nussknacker-sprechen

ÜBUNGSANLEITUNG: Kannst du Sprechen wie ein Nussknacker?
Ein Nussknacker kann den Mund weit auf und zu klappen, aber die Lippen dabei nicht bewegen.

A-Verschen

ÜBUNGSANLEITUNG: Sprich den Vers nach!

Achat, Bernstein und auch Jade,
Alles findet Anna fade.
Aber süße Marmelade,
zarte, braune Schokolade,
sowas findet Anna schick.
Leider macht das Naschen dick.

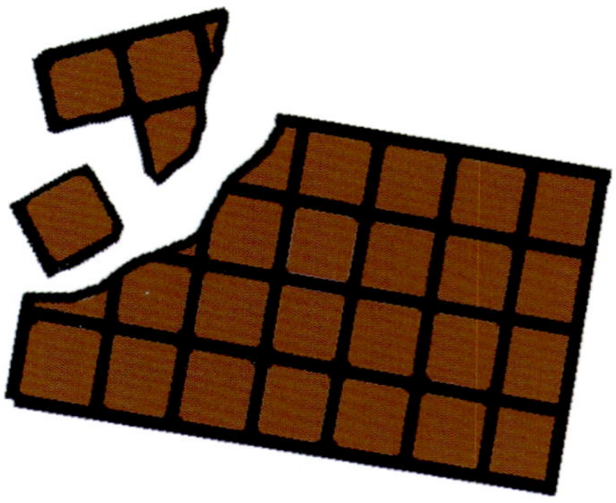

ÜBUNGSZIEL: Übungsziel ist die Resonanzerweiterung durch eine große Kieferöffnung.

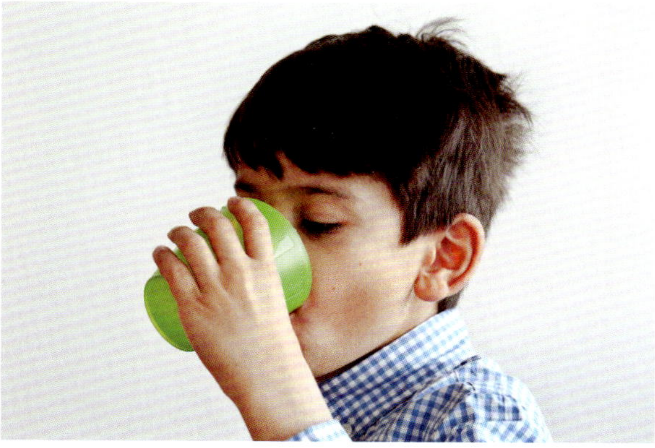

Was du tun kannst, um deine Stimme zu pflegen

- Trinke viel, am besten Wasser oder Tee.
- Achte auf eine gute Körperhaltung, stehe und sitze beim Sprechen möglichst aufrecht.
- Frische Luft und Bewegung tun der Stimme gut.
- Achte auf eine tiefe Bauchatmung.
- Summe jeden Tag unter der Dusche.

Was du tun kannst, wenn du heiser bist

- Versuche möglichst wenig zu sprechen, aber flüstere nicht.
- Trinke eine warme Zitrone mit Honig.
- Lutsche Honigbonbons.

Zaubertrank gegen Heiserkeit

ZUBEREITUNG: Lege eine Scheibe Ingwer und 2 Blätter frischen Salbei in ein Marmeladeglas. Schneide eine Bio-Zitrone in kleine Stücke und lege sie darauf. Beträufele diese mit ein paar Tropfen Olivenöl. Gieße die Zutaten mit feinem Honig auf. Lasse diese Mischung mehrere Wochen im Kühlschrank stehen. Sobald du ein Kratzten im Hals, eine belegte Stimme oder leichte Halsschmerzen bemerkst, öffnen das Glas und rühren den Inhalt einmal kräftig um. Gebe einen großen Esslöffel des Zaubertranks in eine Tasse und gieße ihn mit 100ml heißem Wasser auf. Nun wird der Zaubertrank schlückchenweise getrunken. Gute Besserung!

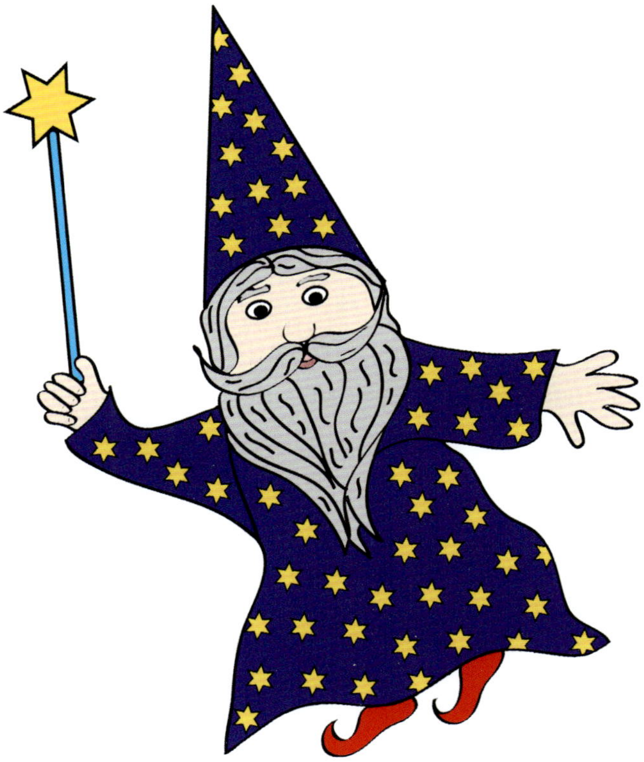

Dein Eigenton

ÜBUNGSANLEITUNG: Lege die Lippen locker aufeinander und mach „mhm“, so als würdest du jemandem zustimmen, der dir gerade etwas erzählt. Nun lasse in dieser Stimmlage das „M“ locker eine Weile klingen. in dieser Tonalge kannst du am besten anstrengungslos sprechen.

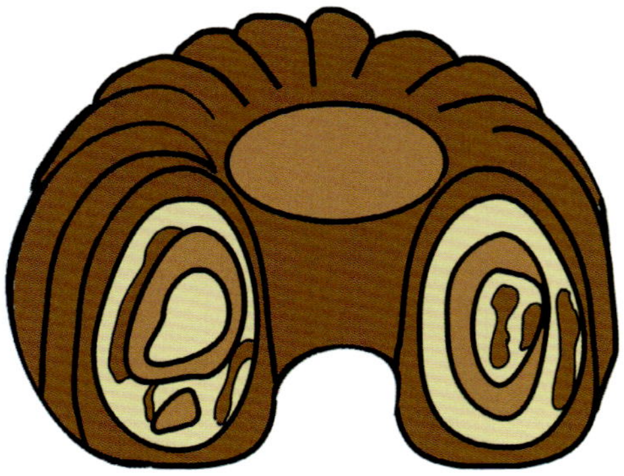

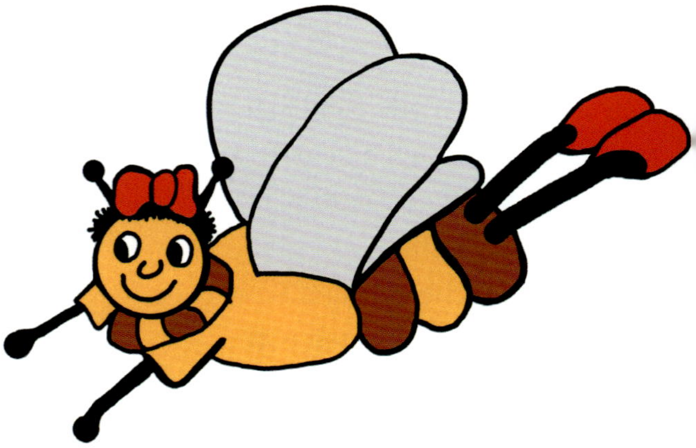

Kuchen essen

ÜBUNGSANLEITUNG: Stelle dir vor, du würdest ein leckeres Stück Kuchen essen. Kaue ganz genüsslich:
„mmmm“. Wiederhole das einige Male.
Nun darfst du ausnahmsweise einmal mit offenem Mund kauen: „mmmjamm, mmmjom“

ÜBUNGSZIEL: Übungsziele ist ein weicher Stimmeinsatz

Bienenflug

ÜBUNGSANLEITUNG: Stelle dir vor, du wärst eine Biene. Summe fröhlich durchs Zimmer: „ssssssss“

ÜBUNGSZIEL: Übungsziele sind die Lockerung der Stimmlippenmuskulatur und die Verlängerung der Tonhaltedauer.

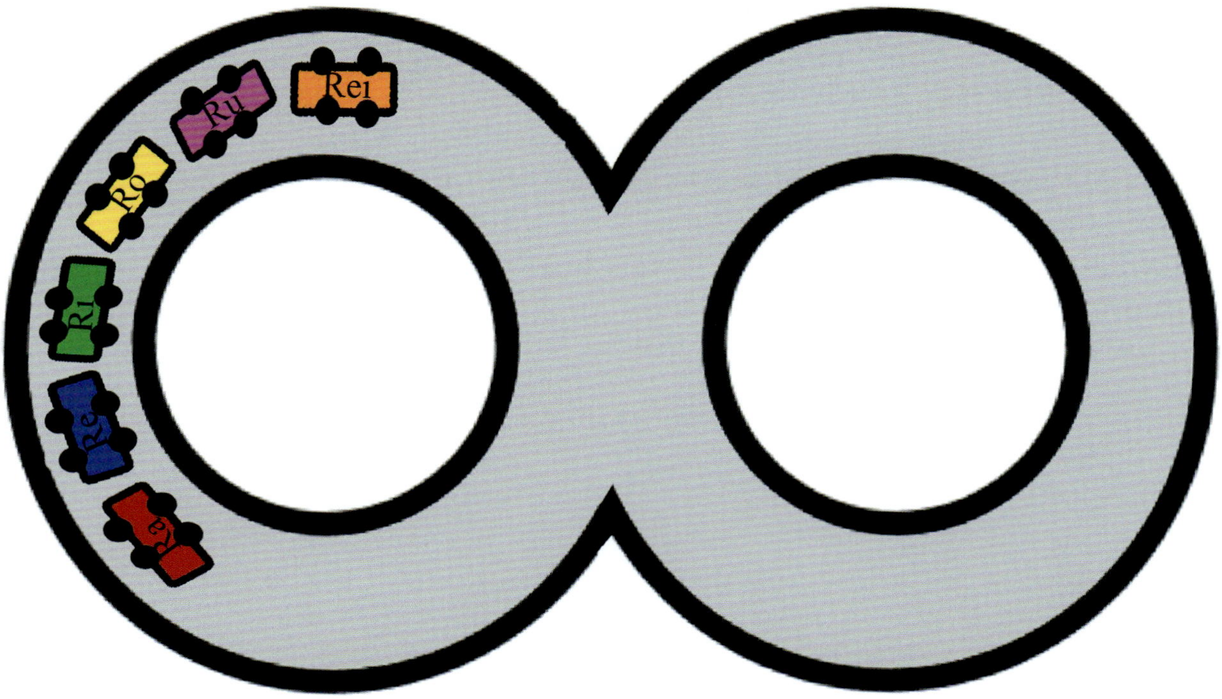

Autorennen

ÜBUNGSANLEITUNG: Fahre mit einem Stift in der Farbe eines der Autos zügig die Rennbahn bzw. das Labyrinth ab, bis du wieder an deinem Auto angekommen bist.
Dabei ahme laut das Motorengeräusch der Rennwagen nach: „rrrrrr"
ÜBUNGSZIEL: Übungsziele sind eine lockere Stimmführung bei dosierter Ausatmung und die Verlängerung der Tonhaltedauer.

Riesenschnarchen

Ahme das Geräusch nach, das ein Riese macht wenn er schnarcht. Beginne ganz leise und werde dann immer lauter.

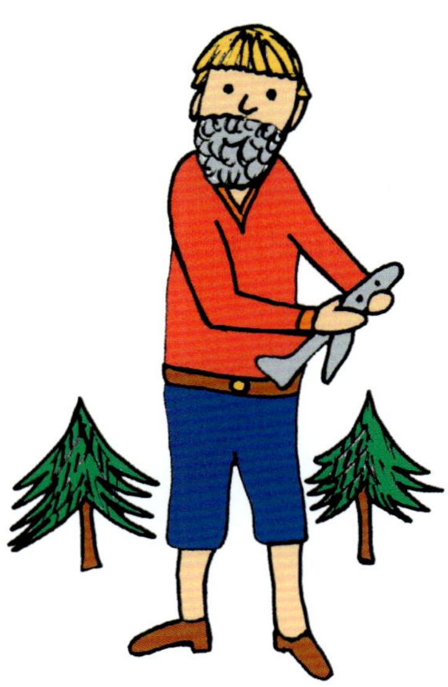

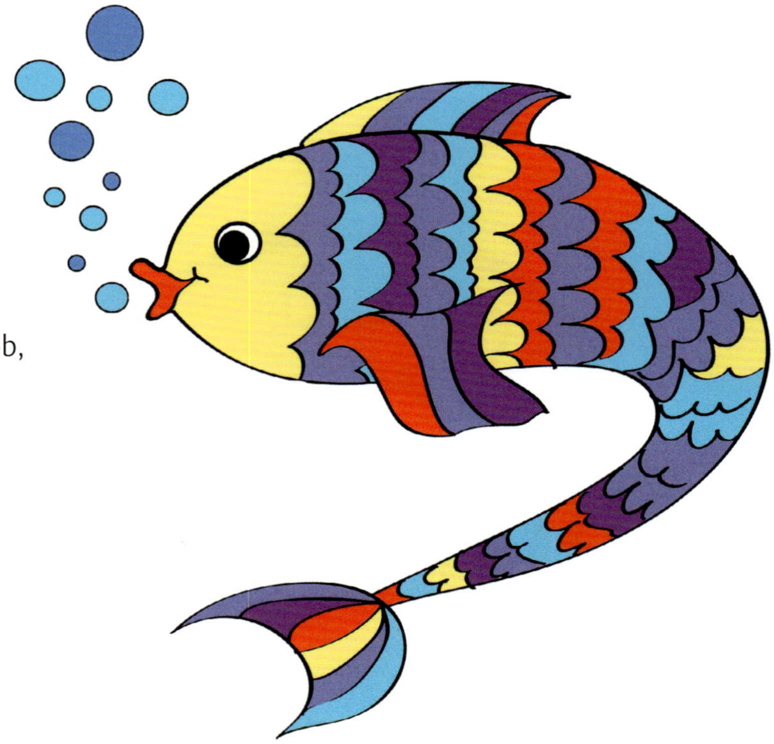

Blubbern

ÜBUNGSANLEITUNG: Hallo, ich bin Blubb, ein Fisch. Ich kann laut blubbern: „blubb, blubb, blubb." Kannst du das auch? Versuche es einmal.

ÜBUNGSZIEL: Übungsziel ist ein lockerer Stimmklang mit vorderem Stimmsitz auf Silbenebene.

Zungenbrecher

ÜBUNGSANLEITUNG:
Sprich die Zungenbrecher nach.

Blubb, der blubbernde Blaubarsch
blubbert blubbernde Blubberblasen.
Wenn Blubb Blubberblasen blubbert,
blubbern Blubberblasen im Blaubarschteich.

Blaubarsch bleibt Blaubarsch
und Barschblau bleibt Barschblau.

ÜBUNGSZIEL: Übungsziel ist ein lockerer Stimmklang mit vorderem Stimmsitz auf Silbenebene.

Kleines Fischgedicht

ÜBUNGSANLEITUNG:
Sprich das Gedicht nach.

Blaubarsch Blubb bläst Blubberblasen,
„Blubb, blubb, blubb" in Blubberphasen.
Doch dann kommt der kleine Butt,
bufft hinein, macht sie kaputt.

ÜBUNGSZIEL: Übungsziel ist ein lockerer Stimmklang mit vorderem Stimmsitz auf Textebene.

Geräusche und Tonfolgen

ÜBUNGSANLEITUNG: Suche dir eines der Bilder unten aus und mache ein passendes Geräusch oder passende Töne dazu. Ich versuche zu raten, welches Bild du dir ausgedacht hast.

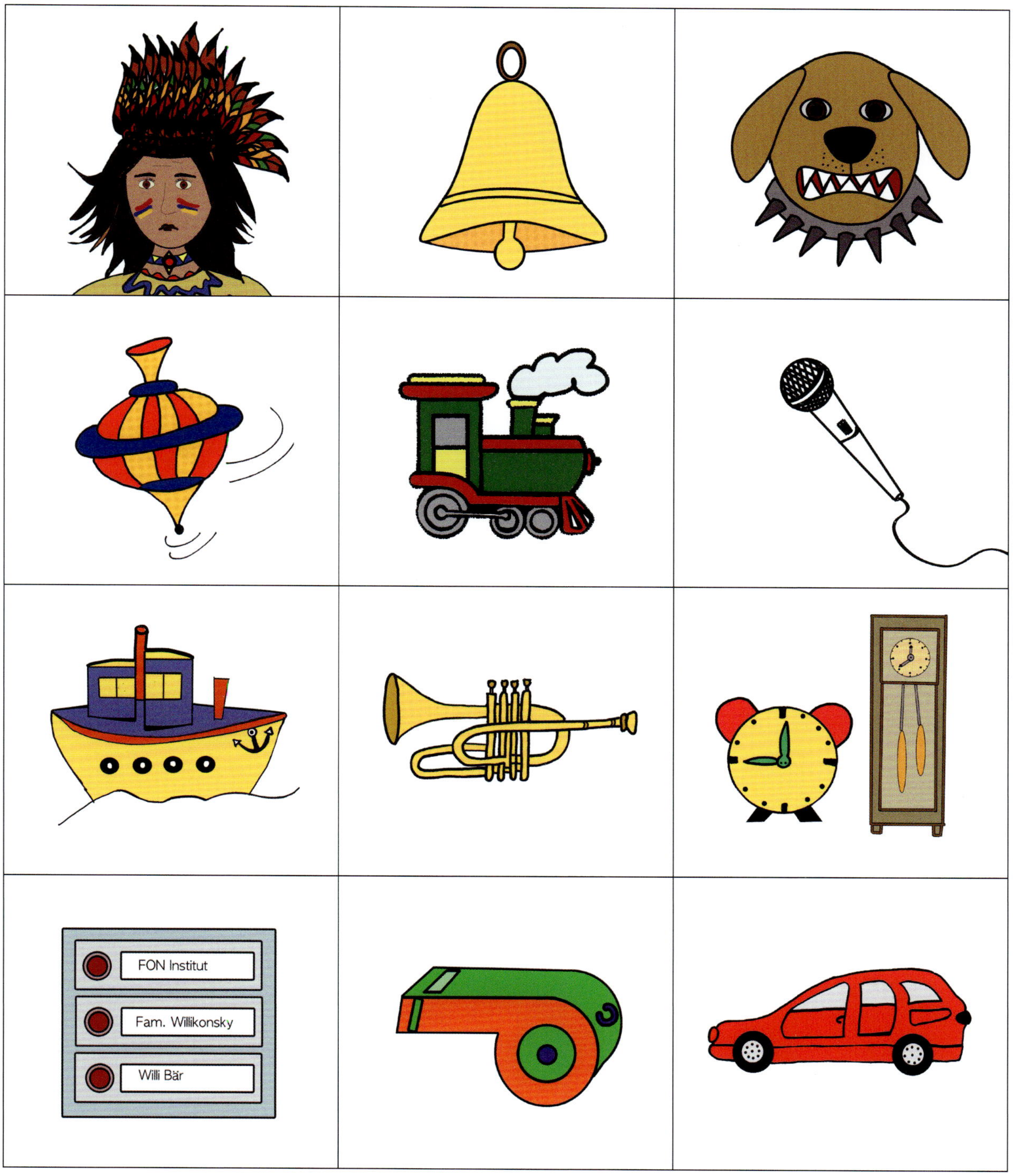

ÜBUNGSZIEL: Übungsziele sind die Erweiterung der stimmlichen Variabilität und lebendiges Modulieren.

Tierstimmen nachahmen

ÜBUNGSANLEITUNG: Kannst du die Sprache der Tiere? Ahme die Geräusche nach, die die folgenden Tiere machen.

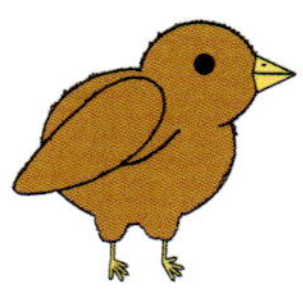

Piepe
wie ein Vogel

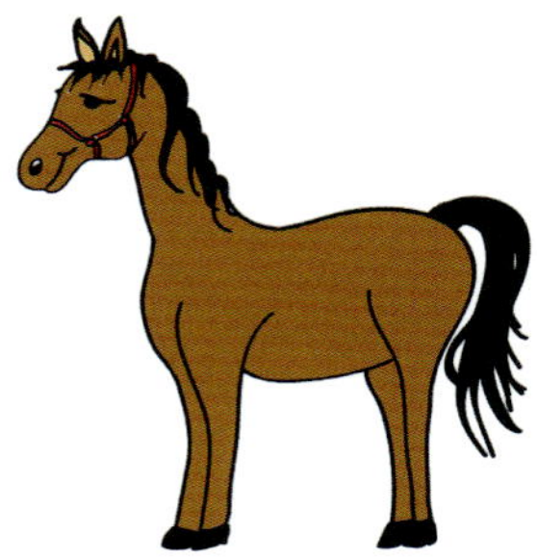

Wiehere
wie ein Pferd

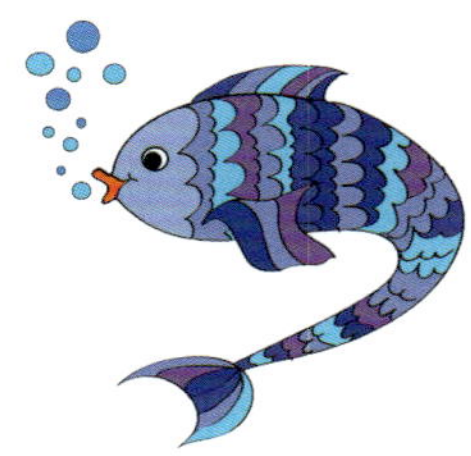

Blubbere
wie ein Fisch

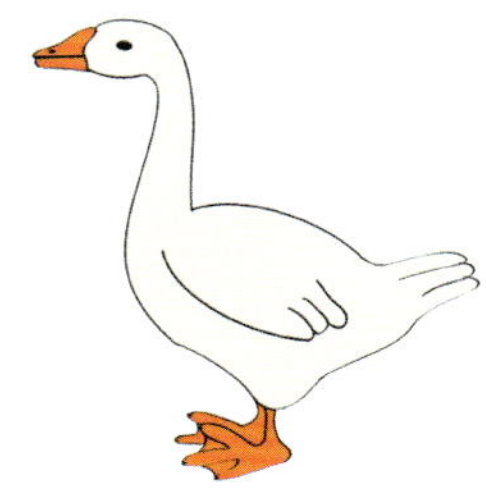

Gaggere
wie eine Gans

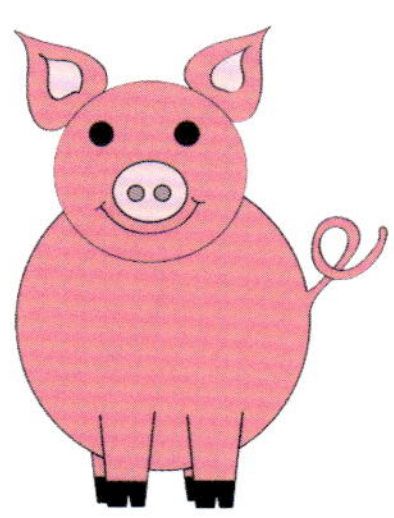

Grunze
wie ein Schwein

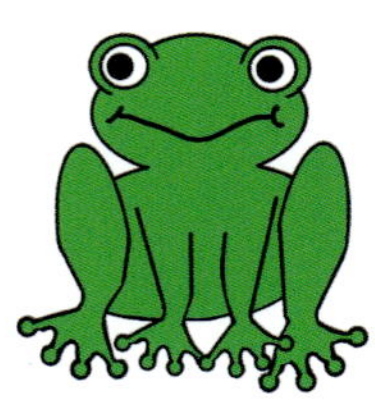

Quake
wie ein Frosch

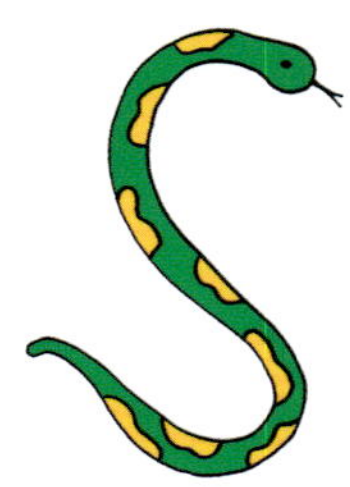

Zische
wie eine Schlange

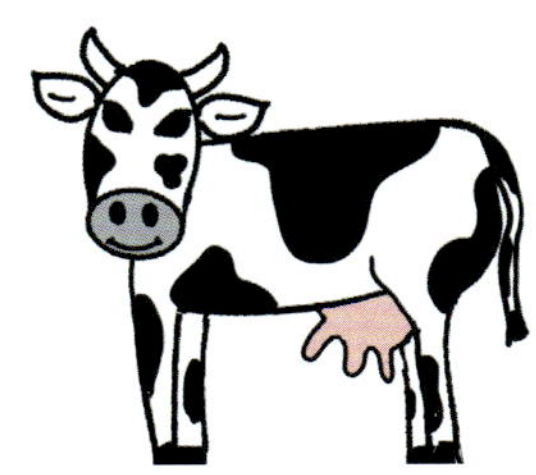

Muhe
wie eine Kuh

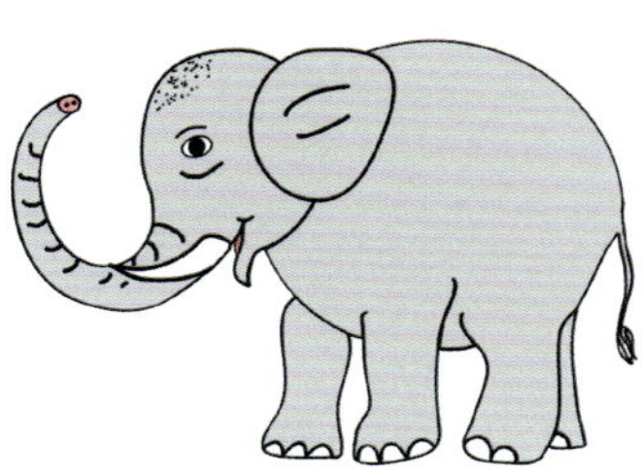

Tröte
wie ein Elefant

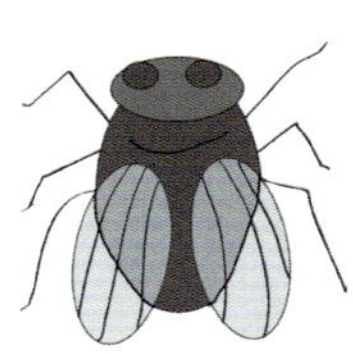

Summe
wie eine Fliege

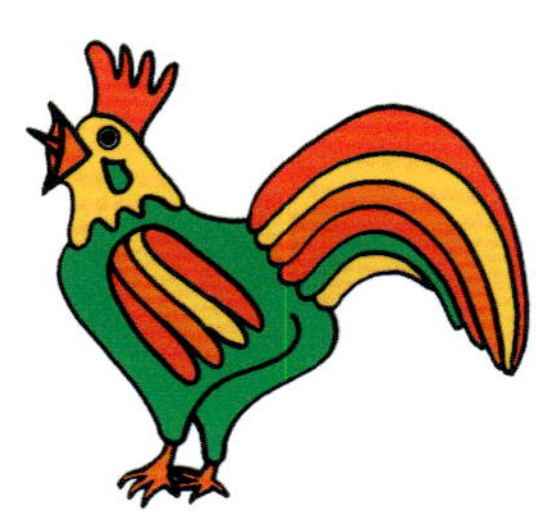

Krähe
wie ein Hahn

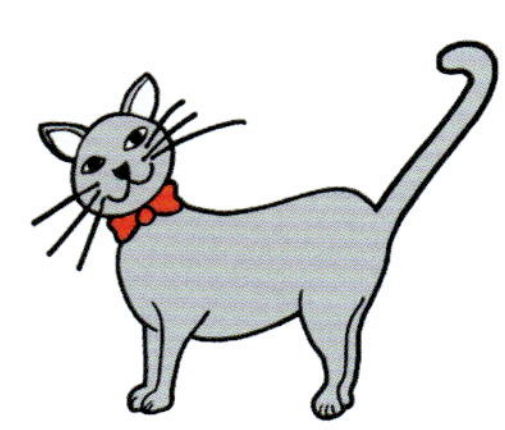

Miaue
wie eine Katze

ÜBUNGSZIEL: Übungsziele sind die Erweiterung der stimmlichen Variabilität und ein lebendiges Modulieren auf Silbenebene.

Stimmvariationen/Emotionen

ÜBUNGSANLEITUNG: Ahme zunächst die Gesichter unten nach. Versuche nun den Satz »Heute ist Montag« in unterschiedlichen Stimmungen zu sagen (wütend, traurig, ängstlich, stolz ...).

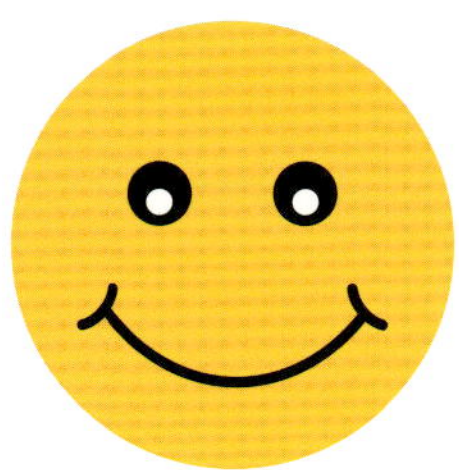

zufrieden

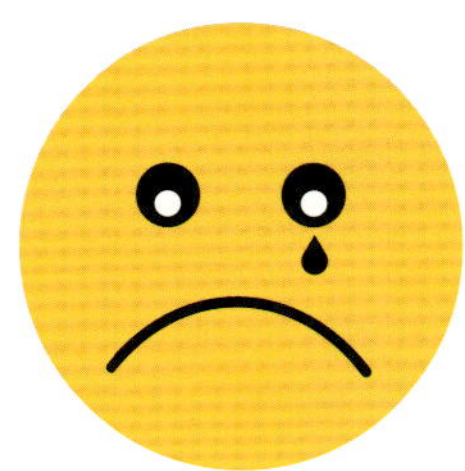

traurig

wütend

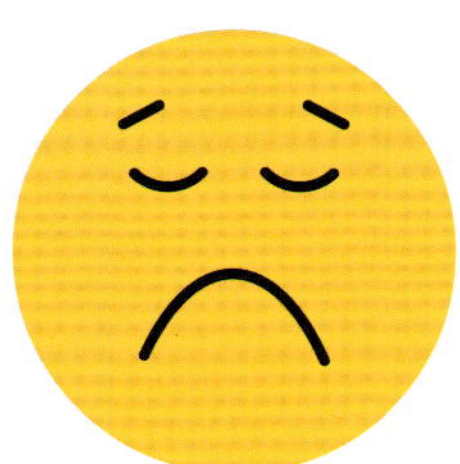

beleidigt

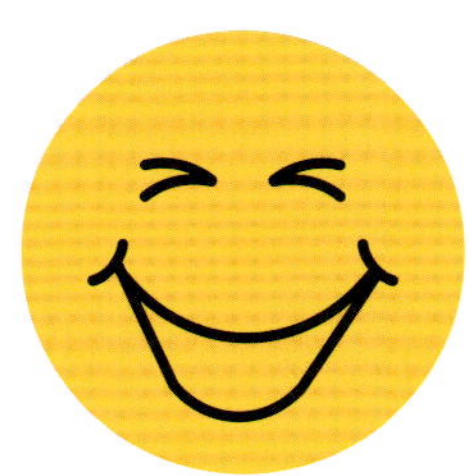

glücklich

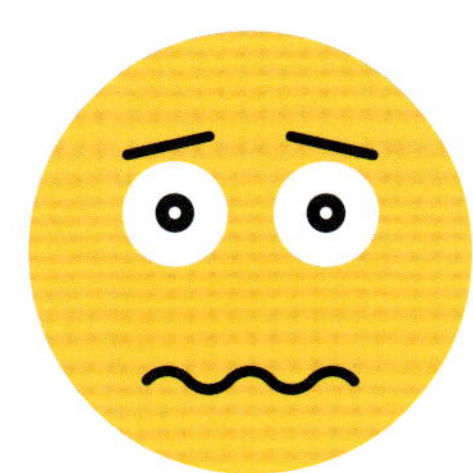

ängstlich

ÜBUNGSZIEL: Übungsziel ist eine lebendige Modulation durch emotionales Sprechen.

Der Brustton der Überzeugung

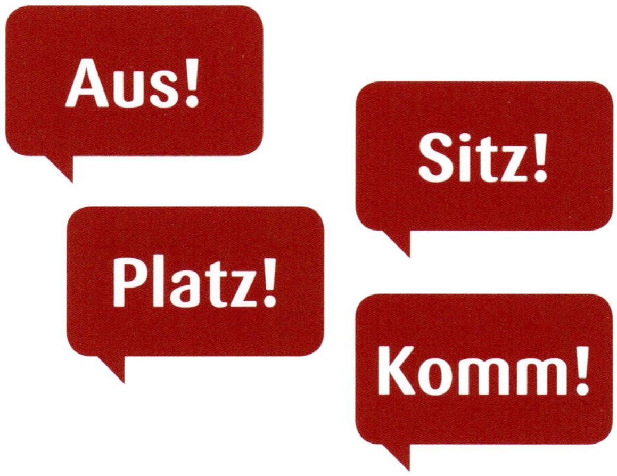

Der Bademeister

ÜBUNGSANLEITUNG: Stelle dir vor, du bist ein Bademeister, der vom Beckenrand aus die Kinder ermahnt. Denke dir weitere Ermahnungen aus.

„Komm bitte aus dem Becken!"
„Bitte nicht vom Beckenrand ins Wasser springen!"
„Bitte setze eine Bademütze auf!"

Der Hundetrainer

ÜBUNGSANLEITUNG: Stelle dir vor, du bist ein Hundetrainer, der den Hunden verständliche Kommandos geben soll. Denke dir weitere Kommandos aus.

Die Lehrerin

ÜBUNGSANLEITUNG: Stelle dir vor, du bist eine Lehrerin, die den Schülern Anweisungen gibt. Denke dir weitere Anweisungen aus.

„Setzt euch bitte hin!"
„Nehmt bitte eure Hefte raus!"
„Schreibt bitte euren Namen auf das Blatt!"
„Bitte komm an die Tafel und löse diese Aufgabe!"

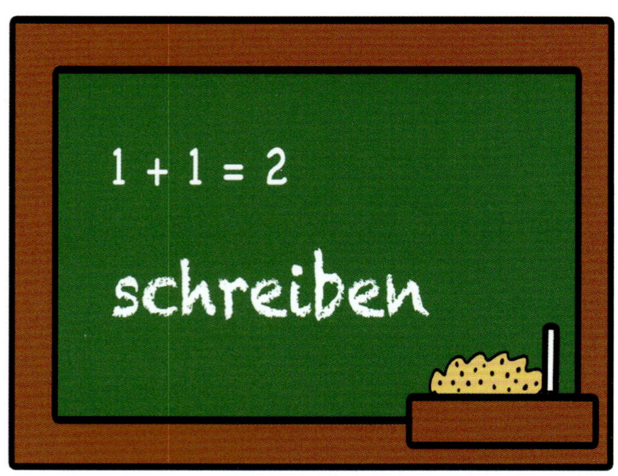

ÜBUNGSZIEL: Übungsziel ist das Trainieren der Kraft- und Rufstimme.

Kraftstimme

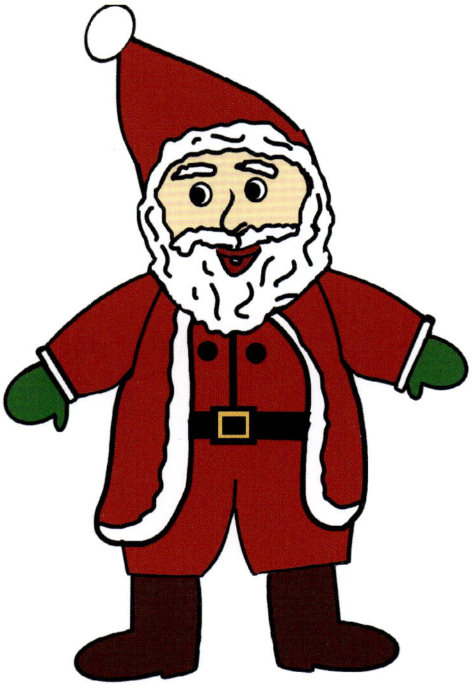

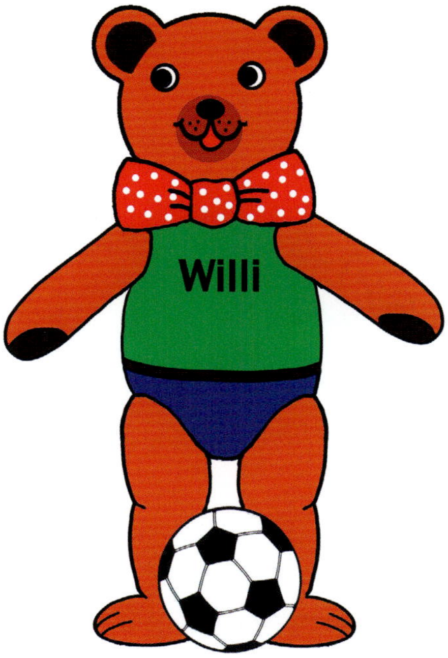

Weihnachtsmann

ÜBUNGSANLEITUNG: Stelle dir vor, du bist ein Weihnachtsmann, der auf dem Marktplatz in der Stadt Geschenke verteilt. Rufe laut über den Platz: „ho, ho, hooooo“

Echo

ÜBUNGSANLEITUNG: Stell dir vor, du würdest auf einem Berg stehen und laut das Echo ins Tal rufen:
„haaaallooooo“

Fußballfan

ÜBUNGSANLEITUNG: Stelle dir vor, du bist in einem Fußballstadion und würdest lauthals deine Mannschaft anfeuern. Jubele laut und begleite deine Ausrufe mit passenden Armbewegungen.

„Ole, ole“
„Los, lauf!“
„Auf geht's!“
„Tooooor!“
„Deutschland, Deutschland....“

Denke dir weitere Ausrufe
und Fangesänge aus.

ÜBUNGSZIEL: Übungsziel ist das Trainieren der Kraft- und Rufstimme.

Zählen mit Tierstimme

ÜBUNGSANLEITUNG: Zähle laut von 1 bis 10. Wiederhole das Zählen mit einer veränderten Stimme. Zähle tief wie ein Bär, hoch wie eine Maus usw.

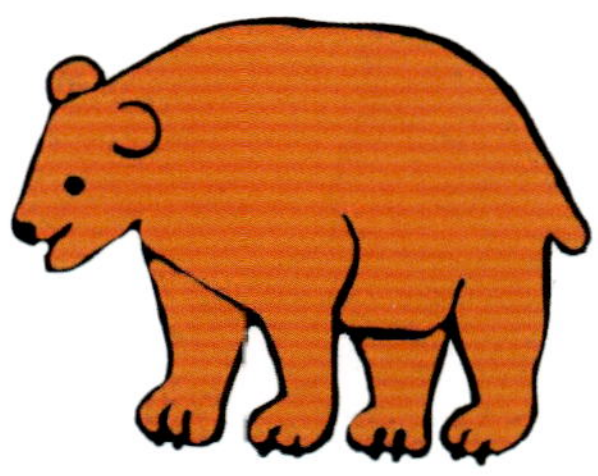

tief wie ein Bär

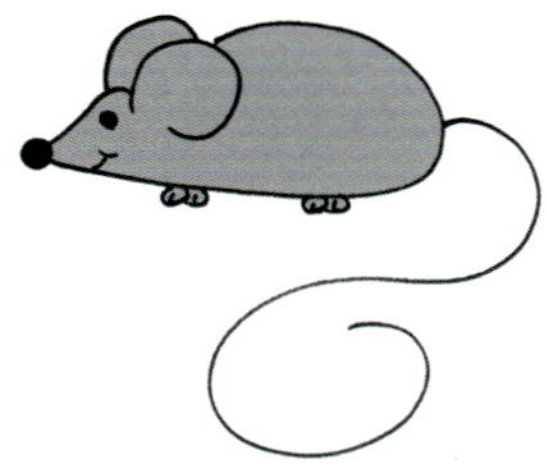

hoch wie eine Maus

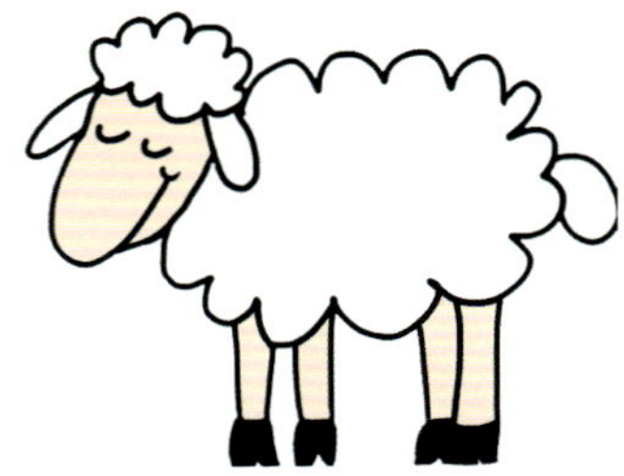

weich wie ein Schaf

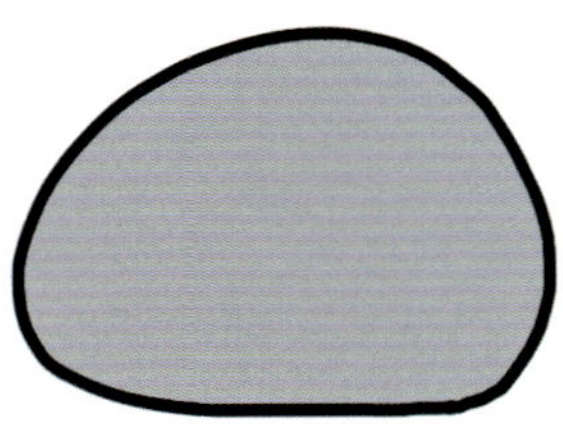

hart wie ein Stein

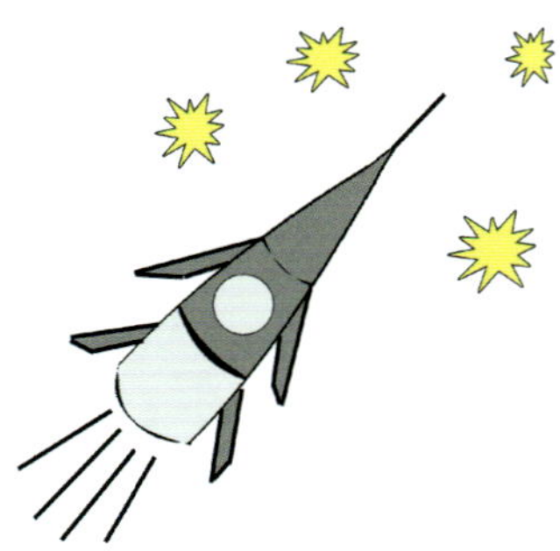

schnell wie eine Rakete

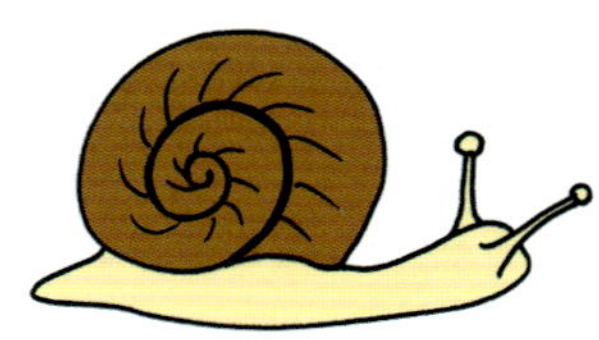

langsam wie eine Schnecke

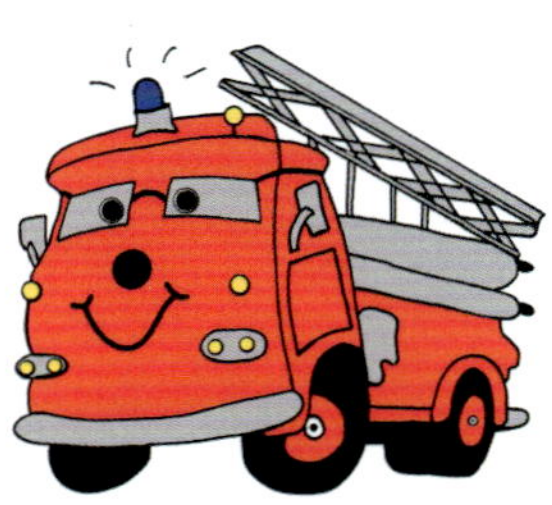

laut wie eine Sirene

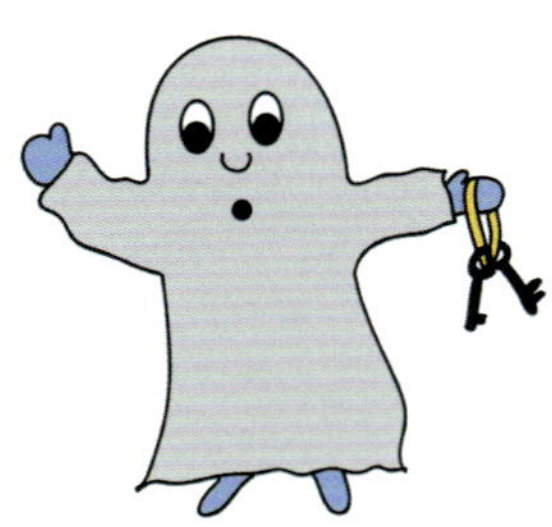

leise wie ein Gespenst

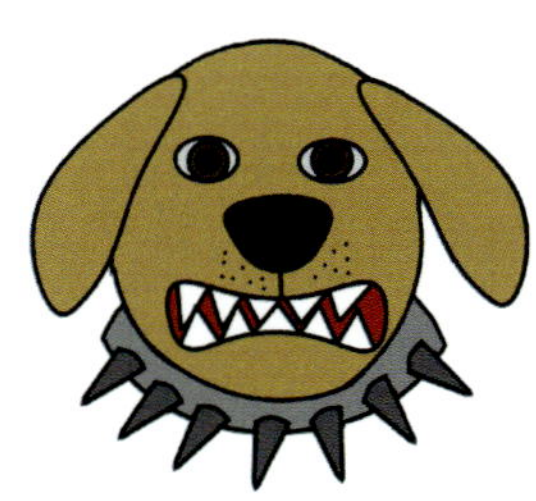

knurrend wie ein Hund

ÜBUNGSZIEL: Übungsziel ist das Variieren der Stimme auf Wortebene.

Zungenbrecher

ÜBUNGSANLEITUNG: Sprich die Zungenbrecher nach.

Als Anna abends aß, aß Anna abends Ananas.
Auf dem Rasen rasen Hasen, atmen rasselnd durch die Nasen.
Auf den sieben Robbenklippen sitzen sieben Robbensippen, die sich in die Rippen stippen, bis sie von den Klippen kippen.
Bierbrauer Bauer braut braunes brausendes Bier.
Blaukraut bleibt Blaukraut und Brautkleid bleibt Brautkleid.
Der dicke Dietrich trinkt drei Tassen Tee - drei Tassen Tee trinkt der dicke Dietrich.
Der Potsdamer Postkutscher putzt den Potsdamer Postkutschkasten.
Die Katze tritt die Treppe krumm, krumm tritt die Katze die Treppe.
Es klapperten die Klapperschlangen, bis ihre Klappern schlapper klangen.

Er reiten drei Reutlinger Reiter dreimal ums Reutlinger Rathaus herum.
Esel essen Nesseln nicht. Nesseln essen Esel nicht.
Fischers Fritze fischte frische Fische, frische Fische fischte Fischers Fritze.
Kleine Kinder können keine Kirschkerne knacken.
Schnecken essen Kresse nicht, denn Kresse schmeckt den Schnecken nicht.
Schwarze Katzen kratzen mit schwarzen Tatzen.
Unser Hund heißt Bunterkunt, denn der Hund ist kunterbunt.
Wenn Fliegen hinter Fliegen fliegen, fliegen Fliegen Fliegen nach.
Zwischen zwei Zwetschgenbäumen zwitschern zwei Schwalben.

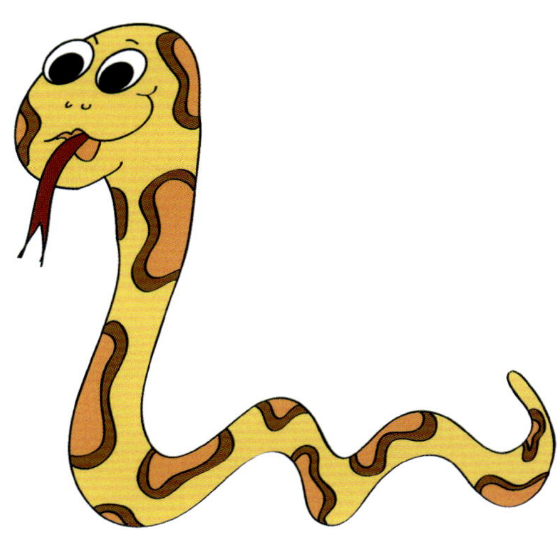

ÜBUNGSZIEL: Stimmtechnik auf Satzebene

Zaubersprüche

ÜBUNGSANLEITUNG: Sprich die Zaubersprüche nach.

Abrakadabra, Simsalabim.
Eins und zwei und drei, so geht die Zauberei.
Fliegendreck und Schlangenei, Zauberfee komm schnell herbei!
Hexenbesen, Pferdemist, wer jetzt kommt, verzaubert ist.
Hokus, Pokus Fliegendreck, pass gut auf, gleich bist du weg!
Hokus Pokus,1,2,3, das ist große Zauberei.
Hokus Pokus Fidibus, drei Mal schwarzer Kater!
Katzenauge, Eulenschrei, los geht unsre Zauberei!
Lirum - larum - Löffelstiel, Zaubern ist ein Kinderspiel!
Schlangenei und Krötendreck, das, was hier war, ist jetzt weg!
Zauberstab, Zylinderhut, Zaubergeister, helft jetzt gut!
Zaum und Zaus und Sausewind, dass der Trick mir gut gelingt!
Hokus Pokus Kokosnuss, Eulenschwanz und Löwenfuß,
Knallbonbon und Schokokuss, dass es mir gelingen muss!

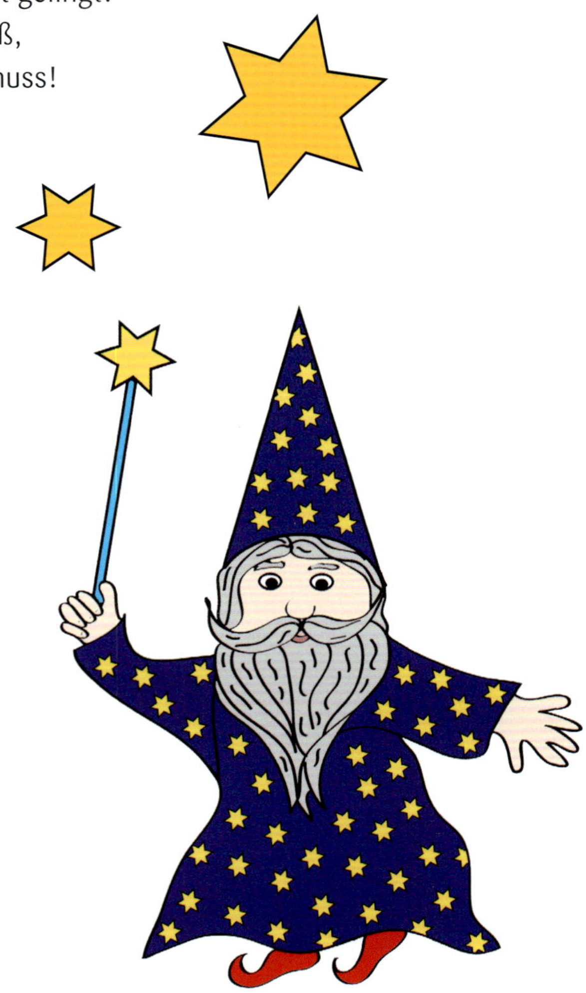

ÜBUNGSZIEL: Stimmtechnik auf Satzebene

Rhythmus

ÜBUNGSANLEITUNG: Zähle langsam und laut bis 20.
Wiederhole das Zählen in diesem langsamen Rhythmus und klatsche bei jedem Herz.

1	2	3	4	5
		♥		
6	7	8	9	10
	♥			♥
11	12	13	14	15
		♥		
16	17	18	19	20
♥		♥		♥

ÜBUNGSZIEL: Übungsziel ist die Schulung des Rhythmusgefühls als Basis für eine melodische Stimmführung.

Aram sam sam

ÜBUNGSANLEITUNG: Setze dich auf den Boden, singe und mache dabei folgende Bewegungen:
„Aram sam sam, aram sam sam“ – klopfe dir mit den Händen auf die Oberschenkel,
„gulli gulli gulli gulli gulli“ – drehe die Hände vor der Brust umeinander,
„ram sam sam“ – klopfe wieder auf deine Oberschenkel usw.
„Arabi arabi“ – strecke die Arme weit über den Kopf und gehe langsam runter,
bis die Hände den Boden berühren.

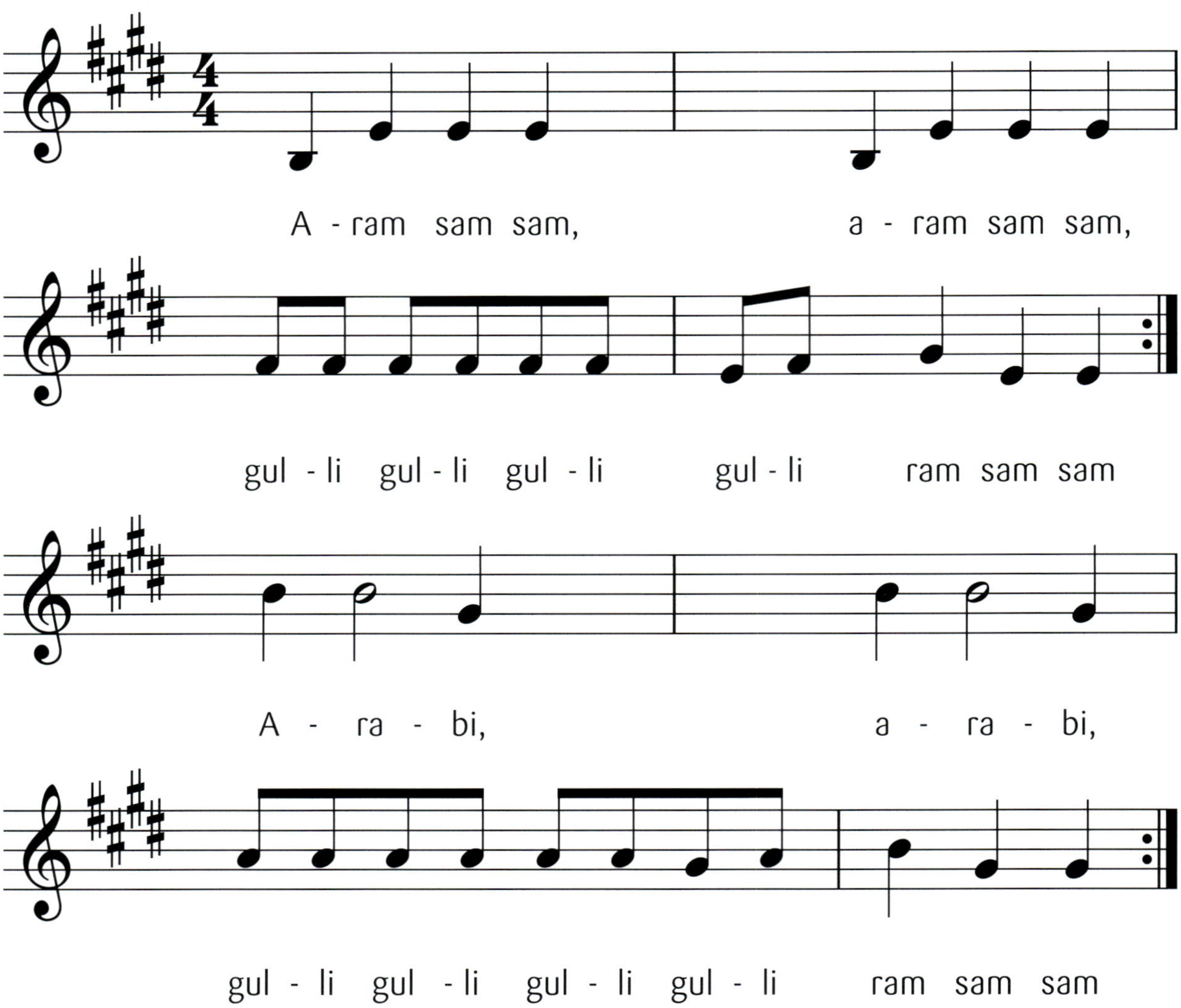

ÜBUNGSZIEL: Übungsziel ist die Übertragung des Gelernten in die Singstimme.

Hokus Pokus Fidibus

Fredrik Vahle: Der kleine freche Wüstenfuchs. Klatschübungen und Bewegungslieder mit Erläuterungen und Spielanleitungen für Kinder ab 4, Patmos Liederhefte, 35-47

ÜBUNGSANLEITUNG: Sing das Lied.

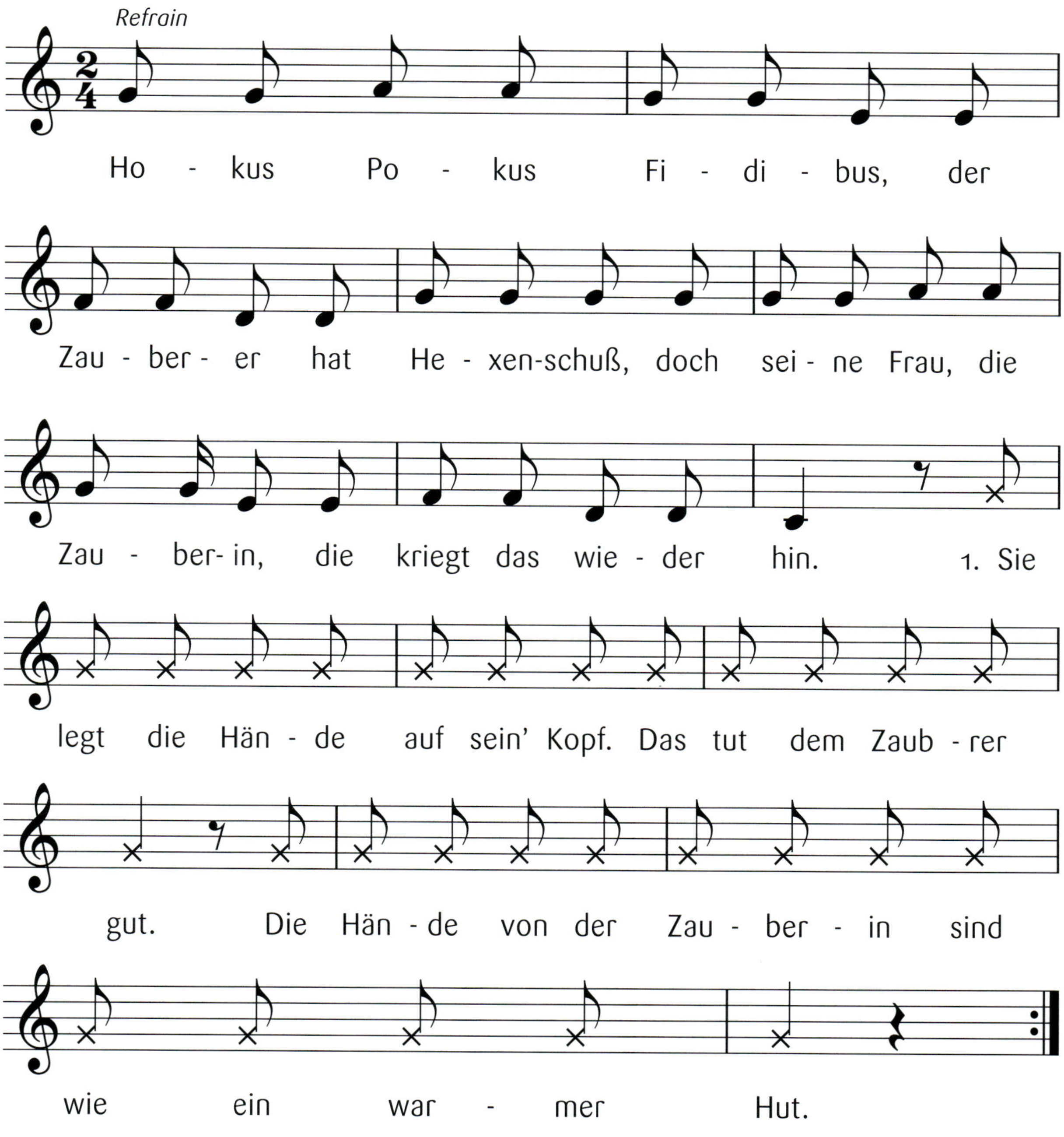

ÜBUNGSZIEL: Übungsziel ist die Übertragung des Gelernten in die Singstimme.

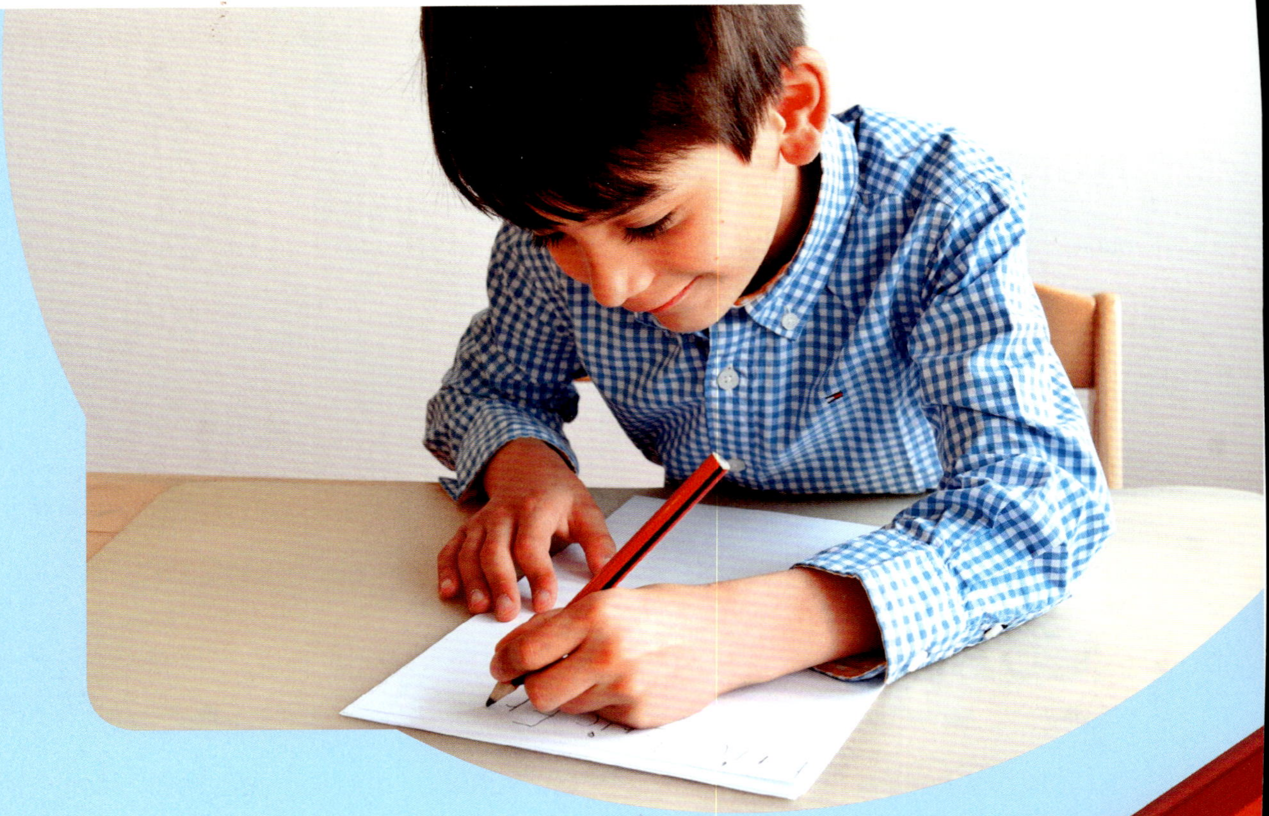

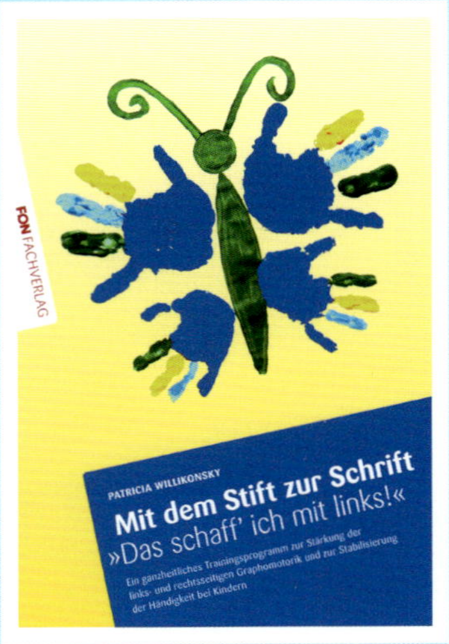

FON FACHVERLAG
PATRICIA WILLIKONSKY
Mit dem Stift zur Schrift
»Das schaff' ich mit links!«